# Ayuno Intermitente para Mujeres Mayores de 50 Años

*Cómo perder peso y quemar grasa*

*después de la menopausia*

*con un método científico de 5 pasos*

*para el metabolismo y*

*Cómo Retrasar el Envejecimiento*

*con Estrategias Fáciles*

**Jennifer Méndez**

o pérdidas monetarias debidas a la información aquí contenida, ya sea directa o indirectamente.

Los autores respectivos son propietarios de todos los derechos de autor que no están en manos del editor.

La información contenida en este documento se ofrece únicamente con fines informativos, y es universal como tal. La presentación de la información es sin contrato ni ningún tipo de garantía.

Las marcas comerciales que se utilizan son sin ningún tipo de consentimiento, y la publicación de la marca comercial es sin el permiso o el respaldo del propietario de la marca. Todas las marcas registradas y marcas dentro de este libro son sólo para fines de aclaración y son la propiedad de los propios propietarios, no afiliados a este documento.

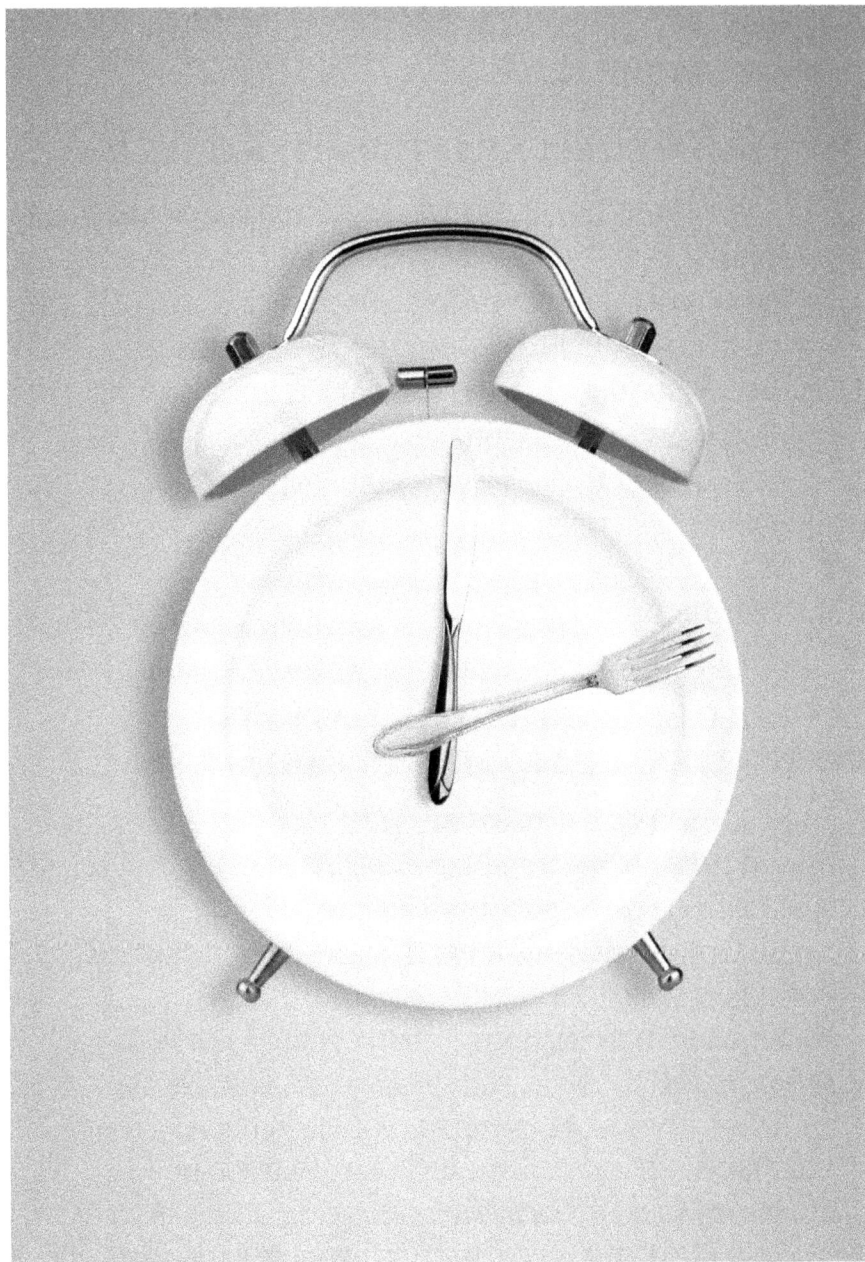

# Índice de contenidos

# Introducción

El ayuno intermitente es uno de los fenómenos de salud y bienestar más influyentes del mundo en estos momentos. La gente lo utiliza para perder peso, fortalecer su bienestar y facilitar su vida.

¿Qué es el ayuno intermitente? El ayuno intermitente es una forma de alimentación que alterna los tiempos de ayuno con los de comida. No te indica los alimentos que debes consumir, sino cuándo puedes comerlos. De este modo, se define mejor como un estilo de alimentación que como una dieta en sentido común. El ayuno regular de 24 horas o los ayunos de 16 horas dos veces por semana son dos prácticas populares de ayuno intermitente.

Los seres humanos han practicado el ayuno desde el principio de los tiempos. Los antiguos cazadores-recolectores no disponían de supermercados, frigoríficos ni alimentos para todo el año. No encontraban nada que consumir. Como consecuencia, los humanos se han adaptado para poder sobrevivir durante largos periodos sin comida.

El ayuno se ha observado durante miles de años. Se ha utilizado para aumentar la concentración, prolongar la vida, reducir la enfermedad de Alzheimer, prevenir la tolerancia a la insulina e incluso revertir el fenómeno del envejecimiento.

La puede lograrse de varias maneras, pero a menudo incluyen la separación del día o de la semana mediante tiempos de alimentación y ayuno.

A continuación se detallan los métodos más utilizados:

- **El enfoque 16/8**. El procedimiento Lean Gains también significa omitir el desayuno y reducir la alimentación diaria a 8 horas, como por ejemplo de 1 a 9 de la tarde. Después de eso, se hace un rápido durante 16 horas.

- **Comer-parar-comer**: Esto significa ayunar durante 24 horas una vez, o tal vez dos veces a la semana, como por ejemplo no cenar un día hasta la cena del siguiente.

- **La dieta 5:2:** En dos días no consecutivos de la semana, se ingieren sólo 500-600 calorías, y luego se come regularmente los cinco días restantes.

Estas estrategias pueden ayudarle a perder peso reduciendo su consumo de calorías, siempre que no lo compense consumiendo mucho más durante las horas de comida.

Muchas personas consideran que el enfoque 16/8 es el más fácil, a largo plazo y rápido de adoptar. También es el más conocido.

Las ventajas del ayuno intermitente para la salud se deben a la mejora de los niveles hormonales, la estructura celular y la expresión genética.

Los niveles de la hormona del crecimiento humano aumentan mientras que los niveles de insulina disminuyen a medida que se ayuna. Las células del cuerpo también alteran la expresión de los genes y activan procesos críticos de reparación celular.

El ayuno intermitente tiene una larga lista de ventajas, desde la reducción de peso hasta la mejora de la concentración mental, muchas de las cuales están respaldadas por la ciencia. Este método de alimentación es ideal para ciertas mujeres, pero ¿qué pasa con las que estamos en la menopausia o en la posmenopausia?

Cuando una mujer entra en los 40 y 50 años, sus hormonas sexuales comienzan a disminuir espontáneamente cuando los ovarios dejan de liberar progesterona y estrógenos, lo que provoca el cese de la menstruación. La menopausia se describe como el hecho de que una mujer no tenga la regla durante 12 meses seguidos.

Las mujeres pueden volverse menos receptivas a la insulina después de la menopausia, por lo que pueden tener dificultades para consumir azúcar y carbohidratos procesados; esta transición metabólica se conoce como resistencia a la insulina, y suele ir acompañada de agotamiento y problemas de sueño.

Afortunadamente, las personas pueden utilizar el ayuno intermitente para ayudarles a navegar por la empinada montaña rusa de la menopausia. Si sientes agotamiento, tolerancia a la insulina o aumento de peso como consecuencia de la menopausia, es posible que quieras darle una oportunidad.

El ayuno intermitente funciona en todos los aspectos del cálculo de calorías. Aumenta la tasa metabólica (calorías gastadas), disminuyendo así la cantidad de alimentos que se consumen (reduce las calorías).

En las últimas décadas, la diabetes de tipo 2 se ha extendido enormemente. Los niveles elevados de azúcar en sangre en el sentido de la resistencia a la insulina son la característica más destacada.

Algo que disminuye la tolerancia a la insulina y protege contra la diabetes de tipo 2 puede ayudar a reducir los niveles de azúcar en sangre. Se ha comprobado que el ayuno intermitente tiene beneficios significativos para la tolerancia a la insulina y produce una disminución importante de los niveles de azúcar en sangre. Se ha demostrado que el ayuno intermitente reduce el azúcar en sangre en ayunas entre un 3 y un 6 por ciento y la insulina en ayunas entre un 20 y un 31 por ciento en ensayos con humanos.

¿Qué se debe comer cuando se practica el ayuno intermitente? No hay especificaciones ni limitaciones sobre qué tipo de alimentos consumir cuando se practica el ayuno intermitente. Sin embargo, es poco probable que los beneficios del ayuno intermitente acompañen a las comidas consistentes de Big Mac. Una dieta bien equilibrada es el secreto para perder peso, conservar los niveles de energía y mantener la dieta. Cualquiera que intente reducir peso debe comer alimentos ricos en nutrientes, como verduras, frutas, frutos secos, cereales integrales, semillas, legumbres, proteínas magras y lácteos.

Nuestras pautas serán algo similares a las de los alimentos. Por lo general, prescribiremos para mejorar la salud: alimentos integrales, sin procesar y con alto contenido en fibra, que aporten sabor y calidad.

Por decirlo de otra manera, si consumes muchos de los alimentos mencionados en este libro, no tendrás hambre durante el ayuno.

A fin de cuentas, el enfoque correcto es algo que se puede manejar y mantener a lo largo del tiempo sin causar ningún efecto perjudicial para la salud. Este libro es una guía completa sobre las estrategias de ayuno intermitente, cómo estas estrategias son beneficiosas para las mujeres mayores de 50 años, y cómo conducen a un estilo de vida saludable.

# Capítulo 1: El ayuno intermitente

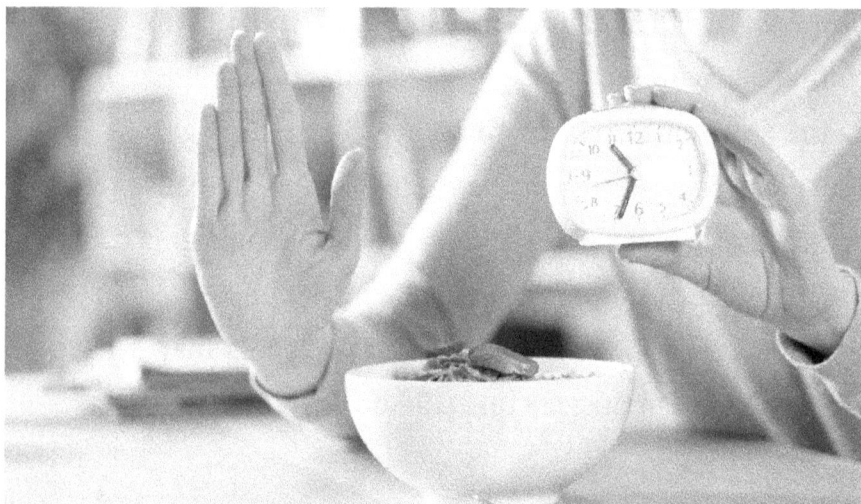

El ayuno intermitente es uno de los fenómenos de salud y bienestar más influyentes del mundo en estos momentos. La gente lo utiliza para perder peso, fortalecer su bienestar y facilitar su vida. Varias investigaciones han demostrado que tiene fuertes efectos en el cerebro y ayuda a vivir más tiempo.

Esta es la guía completa del ayuno intermitente para principiantes.

## 1.1 ¿Qué es el ayuno intermitente y cómo funciona?

El ayuno intermitente es una forma de alimentación que alterna entre los tiempos de ayuno y los de comida.

No te dice los alimentos que debes consumir, sino cuándo puedes comerlos.

De este modo, se define mejor como un estilo de alimentación que como una dieta en sentido común.

El ayuno regular de 24 horas o los ayunos de 16 horas dos veces por semana son dos prácticas populares de ayuno intermitente.

Los seres humanos han practicado el ayuno desde el principio de los tiempos. Los antiguos cazadores-recolectores no disponían de supermercados, frigoríficos ni alimentos para todo el año. No encontraban nada que consumir.

Como consecuencia, los humanos se han adaptado para poder sobrevivir durante largos periodos sin comida.

El ayuno es, en efecto, más normal que consumir 3-4 (o más) comidas al día con regularidad.

El ayuno también se observa en el cristianismo, el islam, el budismo y el judaísmo por motivos espirituales o religiosos.

## 1.2 Historia del ayuno

El ayuno se ha observado durante miles de años. Se ha utilizado para aumentar la concentración, prolongar la vida, reducir la enfermedad de Alzheimer, prevenir la tolerancia a la insulina e incluso revertir el fenómeno del envejecimiento. Hay mucho que cubrir aquí, así que abriremos un nuevo segmento titulado "Ayuno".

Salvo lo que se ha pasado por alto, no hay nada diferente - María Antonieta

Y el problema de la pérdida de peso que se pasa por alto es: "¿Cuándo comemos?". No descuidamos el tema de la frecuencia de ninguna otra manera. Caer desde un edificio de 1000 pies nos destruiría casi con toda seguridad. Sin embargo, ¿es esto lo mismo que caer 1000 veces desde una pared de un pie? Ciertamente no. A pesar de ello, la distancia total recorrida sigue siendo de 1000 millas.

En cierta medida, todos los alimentos elevan los niveles de insulina. Comer los alimentos adecuados le ayudará a evitar los niveles elevados, pero no le ayudará a reducirlos. Aunque algunos alimentos son más saludables que otros, entretanto todos los alimentos elevan los niveles de insulina. El truco para evitar la resistencia a la insulina es mantener unos niveles de insulina extremadamente bajos a diario. Si todos los alimentos aumentan los niveles de insulina, la única opción es la abstinencia voluntaria total de la dieta. En pocas palabras, la solución que buscamos es el ayuno.

---

## Ayuno

La solución a este desconcertante dilema se encuentra en lo probado y comprobado, no en el nuevo y mejor modelo de dieta. Deberíamos concentrarnos en los antiguos rituales medicinales del pasado en lugar de buscar cualquier cura dietética exótica y nunca probada. El ayuno es uno de los primeros rituales de curación conocidos por la humanidad. Casi todas las sociedades y confesiones del mundo han utilizado este método.

Cuando se saca el tema del ayuno, todo el mundo pone los ojos en blanco. ¿Es la hambruna? ¿Es esa la solución? No, no es cierto. El ayuno es un fenómeno totalmente distinto. La falta espontánea de alimentos se conoce como hambruna. No está planificada ni orquestada. Los hambrientos no tienen ni idea de dónde o cuándo aparecerá su próxima comida. El ayuno, en cambio, es la abstención voluntaria de comer por motivos morales, nutricionales o de otro tipo. Es el contraste entre el intento de suicidio y la muerte por vejez. Las dos palabras no pueden usarse nunca indistintamente. El ayuno puede realizarse con unas pocas horas o con muchos meses. El ayuno es, en cierto modo, una función de la existencia cotidiana. La comida que pone fin al ayuno -que se realiza cada día- se denomina "desayuno".

El ayuno es uno de los rituales de curación más antiguos y seguidos del mundo. Hipócrates de Cos (c. 460-370 a.C.) es generalmente conocido como el inventor de la medicina moderna. El ayuno y la ingesta de vinagre de sidra de manzana fueron dos de los remedios que defendió y promovió. Consumir mientras se está enfermo es alimentar la enfermedad, decía Hipócrates. Plutarco, un antiguo escritor y autor griego, repitió estos sentimientos. "En lugar de utilizar medicamentos, mejor ayunar hoy", decía. Platón y su alumno Aristóteles, ambos antiguos filósofos griegos, eran entusiastas defensores del ayuno.

Los cuidados hospitalarios pueden observarse en la naturaleza, según los antiguos griegos. Cuando los seres humanos, al igual que otras especies, enferman, no se alimentan. El ayuno se ha ganado el apelativo de "médico interior". Cuando los perros, los gatos y los adultos están enfermos, este "instinto" de ayuno les provoca anorexia. Esta es una sensación que casi todo el mundo ha tenido. Tómese un minuto para recordar la última vez que estuvo enfermo de gripe. Quizá lo último en lo que pensó fue en comer. Por ello, el ayuno parece ser un impulso humano universal en respuesta a diversas enfermedades. Por tanto, el ayuno está arraigado en la sociedad humana y es tan antiguo como la propia historia.

Los antiguos griegos suponían que el ayuno mejoraba las capacidades cognitivas. Piense en la última vez que comió una gran cena de Acción de Gracias. ¿Se sintió con más energía y centrado después? ¿O, por el contrario, se sintió somnoliento y un poco atontado? Es más que seguro que lo segundo.

Para hacer frente a la enorme afluencia de calorías, la sangre se desvía hacia el tracto digestivo, dejando menos sangre para el cerebro. El efecto final es un coma nutricional.

Algunos gigantes de la erudición abogaban a menudo por el ayuno. "El ayuno es el mejor remedio", escribió Felipe Paracelso, inventor de la toxicología y uno de los tres fundadores de la medicina occidental moderna (junto a Hipócrates y Galeno). "El mayor de todos los remedios es el descanso y el ayuno", escribió Benjamín Franklin, uno de los padres fundadores de Estados Unidos y un hombre conocido por su amplia visión de muchos campos.

El ayuno por razones espirituales es común y es una característica de casi todas las grandes religiones del planeta. Buda, el profeta Mahoma y Jesucristo afirmaban que el ayuno tenía capacidades curativas. A menudo se denomina lavado o purificación en la terminología espiritual, pero es esencialmente lo mismo. El ayuno surgió de forma independiente de varias creencias y tradiciones, no como un ritual peligroso, sino como algo que era profunda y profundamente beneficioso para el cuerpo y el espíritu humanos. En el budismo, la mayoría de los alimentos se ingieren sólo por la mañana, y los adeptos ayunan regularmente desde el mediodía hasta la mañana siguiente. Además, se pueden experimentar numerosos ayunos de sólo agua durante días o incluso semanas.

Durante el mes sagrado del Ramadán, los musulmanes ayunan desde la salida hasta la puesta del sol. Cada semana, los lunes y jueves, el profeta Mahoma instó a los ciudadanos a ayunar. El Ramadán es el más estudiado de los ciclos de ayuno. También se prohíben los líquidos, lo que les diferencia de otros ayunos. Además del ayuno, pasan por una fase de deshidratación moderada. Además, dado que se permite alimentarse antes del amanecer y después de la puesta de sol, investigaciones recientes demuestran que la ingesta calórica habitual suele aumentar durante este periodo. El consumo de alimentos antes del amanecer y después de la puesta de sol parece contrarrestar algunos de los efectos positivos.

Por ello, el ayuno es un concepto que ha resistido la prueba del tiempo. El ayuno es eficaz, según los tres personajes más famosos que han existido. ¿Cree que no habríamos descubierto esto, digamos, 1000 años antes, si fuera una práctica peligrosa?

## 1.3 Estrategias de ayuno intermitente

Lo AI puede lograrse de varias maneras, pero a menudo incluyen la separación del día o de la semana mediante tiempos de alimentación y ayuno.

Se consume muy poco o nada durante los tiempos de ayuno.

A continuación se detallan los métodos más utilizados:

- **El enfoque 16/8**. El procedimiento Lean Gains también significa omitir el desayuno y reducir la alimentación diaria a 8 horas, como por ejemplo de 1 a 9 de la tarde. Después de eso, se hace un rápido durante 16 horas.

- **Comer-parar-comer**: Esto significa ayunar durante 24 horas una vez, o tal vez dos veces a la semana, como por ejemplo no cenar un día hasta la cena del siguiente.
- **La dieta 5:2:** En dos días no consecutivos de la semana, se ingieren sólo 500-600 calorías, y luego se come regularmente los cinco días restantes.

Estas estrategias pueden ayudarle a perder peso reduciendo su consumo de calorías, siempre que no lo compense consumiendo mucho más durante las horas de comida.

Muchas personas consideran que el enfoque 16/8 es el más fácil, a largo plazo y rápido de adoptar. También es el más conocido.

## 1.4 Cómo afecta la FI a sus hormonas y células

Durante el ayuno se producen varios incidentes en el cuerpo a nivel celular y molecular.

Para que la grasa corporal retenida sea más accesible, el cuerpo cambia los niveles hormonales, por ejemplo.

Los mecanismos esenciales de reparación y los cambios en la expresión génica suelen ser iniciados por sus células.

Cuando se ayuna, el cuerpo experimenta los siguientes cambios:

- **Hormona del crecimiento humano:** Los niveles de la hormona del crecimiento aumentan, a menudo hasta 5 veces. Esto tiene una serie de ventajas, como la pérdida de peso y la ganancia de músculo.

- **Insulina: La** tolerancia a la insulina aumenta y los niveles de insulina disminuyen considerablemente. Los niveles de insulina más bajos permiten que la grasa corporal almacenada esté más disponible.

- **Reparación celular:** Mientras ayunas, tus células tienden a repararse a sí mismas. La autofagia es un mecanismo en el que las células ingieren y destruyen las proteínas viejas y dañadas que se han acumulado en su interior.

- **La expresión de los genes:** Hay variaciones en la regulación de los genes que están relacionadas con la supervivencia y la resistencia a las enfermedades.

Las ventajas del ayuno intermitente para la salud se deben a la mejora de los niveles hormonales, la estructura celular y la expresión genética.

Los niveles de la hormona del crecimiento humano aumentan mientras que los niveles de insulina disminuyen a medida que se ayuna. Las células del cuerpo también alteran la expresión de los genes y activan procesos críticos de reparación celular.

## 1.5 Una herramienta muy eficaz para perder peso

La causa más popular para que la gente intente el ayuno intermitente es para perder peso.

- El ayuno intermitente reducirá automáticamente el consumo de calorías al obligarle a consumir menos comidas.

- El ayuno intermitente suele alterar los niveles hormonales, lo que ayuda a reducir el peso.

- Aumenta la producción de norepinefrina, la hormona que quema la grasa, reduce la insulina y aumenta los niveles de la hormona del crecimiento (noradrenalina).

- El ayuno de corta duración puede aumentar su tasa metabólica entre un 3,6 y un 14 por ciento como resultado de estos cambios hormonales.

- El ayuno intermitente induce a la reducción de peso mediante la alteración de todos los aspectos del espectro calórico, ayudándole a comer menos y a quemar más calorías.

- El ayuno intermitente ha demostrado en experimentos ser una técnica de pérdida de peso muy exitosa.

- Este patrón de alimentación dará lugar a una pérdida de peso de entre el 3 y el 8% a lo largo de 3 a 24 semanas, según un informe de análisis de 2014, lo que supone una gran cantidad en comparación con otros estudios de pérdida de peso.

- Según el mismo informe, las personas han perdido entre un 4 y un 7% del perímetro de su cintura, lo que demuestra una pérdida sustancial de la grasa insalubre del vientre que se acumula alrededor de los órganos y provoca enfermedades.
- En otro análisis, el ayuno intermitente indujo menos debilidad muscular que la forma más común de restricción calórica constante.
- Tenga en cuenta, sin embargo, que la explicación clave de su popularidad es que el ayuno intermitente le permite consumir menos calorías en general. No pierdes mucho peso si te das un atracón y consumes más en tus horas de alimentación.

## 1.6 Ventajas para la salud

El ayuno intermitente se ha estudiado ampliamente tanto en humanos como en animales.

Estos hallazgos han demostrado que puede ayudar a reducir el peso y el bienestar general del cuerpo y el cerebro. También puede ayudar a vivir una vida más larga.

A continuación se exponen las principales ventajas para la salud del ayuno intermitente:

- **Pérdida de peso:** Como se mencionó anteriormente, el ayuno intermitente le ayudará a perder peso y la acumulación de grasa sin limitar intencionalmente las calorías.

- **Resistencia a la insulina: El** ayuno puede ayudar a prevenir la diabetes de tipo 2 al reducir los niveles de azúcar en sangre entre un 3 y un 6% y los niveles de insulina en ayunas entre un 20 y un 31%.

- **Inflamación:** Varios informes indican una disminución de los marcadores de inflamación, uno de los principales impulsores de muchas enfermedades crónicas.

- Se ha demostrado que el ayuno intermitente reduce el colesterol "malo" LDL, los receptores inflamatorios, los triglicéridos en sangre, la resistencia a la insulina y el azúcar en sangre, factores de riesgo de insuficiencia cardíaca.

- Se ha demostrado en investigaciones con animales que el ayuno intermitente reduce el riesgo de cáncer.

- **Salud del cerebro:** El ayuno aumenta la hormona cerebral BDNF, que puede ayudar a desarrollar nuevas células nerviosas. También puede ayudar a prevenir la enfermedad de Alzheimer.

- **Antienvejecimiento:** Se ha demostrado que el ayuno intermitente aumenta la longevidad de las ratas. Según los estudios, las ratas ayunadas vivían entre un 36 y un 83 por ciento más.

Es importante recordar que la ciencia aún está en sus inicios. La mayoría de los experimentos eran limitados, de corta duración o basados en animales. Muchas preocupaciones siguen sin respuesta en la investigación de mayor calidad en humanos.

El ayuno intermitente tiene varias ventajas para la salud, tanto para el cuerpo como para la mente. Le ayudará a perder peso al tiempo que reduce las posibilidades de desarrollar diabetes de tipo 2, insuficiencia cardíaca y cáncer. Incluso puede ayudarle a vivir una vida más larga.

## 1.7 Simplifica el estilo de vida saludable

Comer sano es conveniente, pero puede ser difícil de mantener. Uno de los obstáculos más importantes es la cantidad de tiempo y esfuerzo para programar y preparar comidas nutritivas.

El ayuno intermitente le simplificará la vida, ya que no tendrá que preparar, servir o limpiar tantas comidas como lo haría de otro modo.

El ayuno intermitente también es muy común entre la comunidad del hacking de la vida, ya que mejora tu bienestar a la vez que simplifica tu vida.

El ayuno intermitente tiene varias ventajas, una de las cuales es que permite una alimentación más sana y sencilla. Tendrás menos tiempo para preparar, cocinar y limpiar después de las comidas.

## 1.8 ¿Quién debe tener cuidado con ella o alejarse de ella?

El ayuno intermitente no es para todo el mundo.

Si tienes un peso inferior al normal o incluso tienes antecedentes de trastornos de la alimentación, puedes consultar a un médico antes de ponerte a ello.

Puede ser francamente peligroso en estas situaciones.

**¿Es apropiado que las mujeres ayunen?**

Según algunos datos, el ayuno intermitente podría no ser tan eficaz para las mujeres como para los hombres.

Una investigación descubrió que aumentaba la respuesta a la insulina en los hombres, pero perjudicaba la regulación del azúcar en sangre de las mujeres.

A pesar de la falta de investigación en humanos sobre el tema, los estudios en ratas han demostrado que el ayuno intermitente hace que las ratas hembras se vuelvan demacradas, masculinizadas, infértiles y se salten la menstruación.

Según estudios empíricos, los periodos menstruales de las mujeres cesaron después de que empezaran a hacer AI y volvieron a ser habituales después de que continuaran con su anterior rutina alimentaria.

El ayuno intermitente puede evitarse en el caso de las mujeres para estos fines.

Deben obedecer a su propio conjunto de reglas, como introducir gradualmente la práctica y detenerla rápidamente si tienen alguna complicación, como la amenorrea (ausencia de menstruación).

Considere la posibilidad de retrasar el ayuno intermitente por el momento si tiene problemas de embarazo o está planeando concebir. Si está embarazada o amamantando, este hábito alimenticio probablemente no sea bueno.

El ayuno no es recomendable para las personas con bajo peso o con antecedentes de trastornos alimentarios. El ayuno intermitente también puede ser perjudicial para ciertas mujeres, según algunos datos.

**Efectos secundarios y seguridad**

El efecto secundario más frecuente del ayuno intermitente es el hambre.

Tú también puedes sentirte cansado, y puede que el cerebro no funcione tan bien como antes.

Esto sólo será temporal, ya que el cuerpo puede necesitar tiempo para adaptarse al nuevo plan de comidas.

Antes de emprender el ayuno intermitente, póngase en contacto con el médico si tiene algún problema médico.

Esto es particularmente crucial si usted:

- Tienes problemas para controlar el azúcar en sangre.
- Tienes diabetes.
- Tome sus medicamentos según lo prescrito.
- Tiene un nivel de presión arterial bajo.
- También tuvo un problema de alimentación en el pasado.
- Tienes sobrepeso.
- ¿Tiene un diagnóstico de amenorrea?
- Eres una madre que lucha por quedarse embarazada.
- Está amamantando o embarazada.

En general, el ayuno intermitente tiene un excelente historial de seguridad. Si estás seguro y bien alimentado en general, prescindir de la comida durante un tiempo no es arriesgado.

El hambre es el efecto secundario más frecuente del ayuno intermitente. El ayuno no puede realizarse sin acudir antes a un especialista si se tiene algún problema médico.

**Las preguntas más frecuentes**

A continuación se responden algunas de las dudas más frecuentes sobre el ayuno intermitente.

- **¿Puedo beber líquidos durante el ayuno?**

Sí, de verdad. Las bebidas no calóricas, como el agua, el café y el té, son adecuadas. El café no se puede endulzar. Probablemente sean adecuadas pequeñas cantidades de leche o nata. El café es especialmente útil durante el ayuno porque suprime el hambre.

- **¿No es saludable saltarse el desayuno?**

No, no es cierto. La cuestión es que la mayoría de los estereotipados que desayunan llevan una vida poco saludable. El procedimiento es completamente seguro si consumes alimentos saludables durante el resto del día.

- **¿Puedo tomar suplementos durante el ayuno?**

Sí, de verdad. Sin embargo, hay que tener en cuenta que algunos suplementos, como las vitaminas liposolubles, pueden funcionar mejor si se toman con los alimentos.

- **¿Puedo hacer ejercicio en ayunas?**

Los entrenamientos en ayunas son perfectamente aceptables. Antes de un ejercicio en ayunas, algunas personas consideran tomar aminoácidos de cadena ramificada (BCAA).

- **¿Es cierto que el ayuno induce a la pérdida de músculo?**

Ambas estrategias de reducción de peso provocarán una pérdida de músculo; por eso es importante aumentar las pesas y consumir muchas proteínas. El ayuno intermitente produce menos debilidad muscular que la restricción calórica normal, según un informe.

- **¿Puede el ayuno ralentizar el metabolismo?**

No, los estudios indican que el ayuno durante un periodo

breve aumenta el metabolismo. En cambio, ayunar durante tres o cuatro días ralentiza el metabolismo.

- **¿Hay que empujar a los niños al ayuno?**

Probablemente no sea una buena idea dejar a su hijo en ayunas.

## 1.9. Cómo se declara

Ya has pasado por muchos ayunos prolongados en tu vida.

Si alguna vez has cenado pero has dormido hasta tarde al día siguiente y no te has alimentado antes del mediodía, has ayunado durante 16 horas o más.

Así es como algunas personas se alimentan de forma natural. Por la mañana, no sienten hambre.

Muchas personas consideran que el enfoque 16/8 es el método más sencillo y duradero de ayuno intermitente, con el que puede empezar. Si le gusta ayunar y se siente saludable mientras lo hace, podría progresar a ayunos más extremos como ayunos de 24 horas 1 o 2 veces a la semana (eso es Comer-Parar-Comer) o sólo consumir 500-600 calorías 1 o 2 días a la semana (eso es la dieta 5:2).

Otra opción es ayunar fácilmente siempre que sea posible: saltarse las comidas cuando no se tiene hambre o no se tiene tiempo para prepararlas.

Para cosechar al menos alguna de las recompensas, no es

necesario implementar un programa formal de ayuno intermitente.

Experimenta con varios métodos hasta que descubras uno que te guste y se adapte a tu rutina.

Lo mejor es empezar con el método de 16/8 y luego ir aumentando los ayunos más largos. Es crucial probar diferentes métodos antes de descubrir uno que se adapte a ti.

## 1.10 ¿Debería probarlo?

Cualquier persona no necesita practicar el ayuno intermitente.

Es sólo uno de los cambios en el estilo de vida que le ayudarán a llevar una vida más sana. Las cosas más críticas en las que hay que concentrarse son comer siempre alimentos reales, hacer ejercicio y dormir lo suficiente.

Si no te gusta la idea de ayunar, puedes ignorar fácilmente este bok y proceder a hacer lo que quieras.

Cuando se trata de una dieta, no existe un enfoque único para todos. El estilo de vida más seguro para ti es el que puedes mantener con el tiempo.

Algunas personas se benefician del ayuno intermitente y otras no. Sólo puedes averiguar a qué partido perteneces si lo pruebas.

El ayuno puede ser una estrategia eficaz para perder peso y mejorar tu forma física si te gusta y crees que es una forma de alimentación sostenible.

# Capítulo 2: Beneficios del ayuno intermitente para mujeres de 50 años

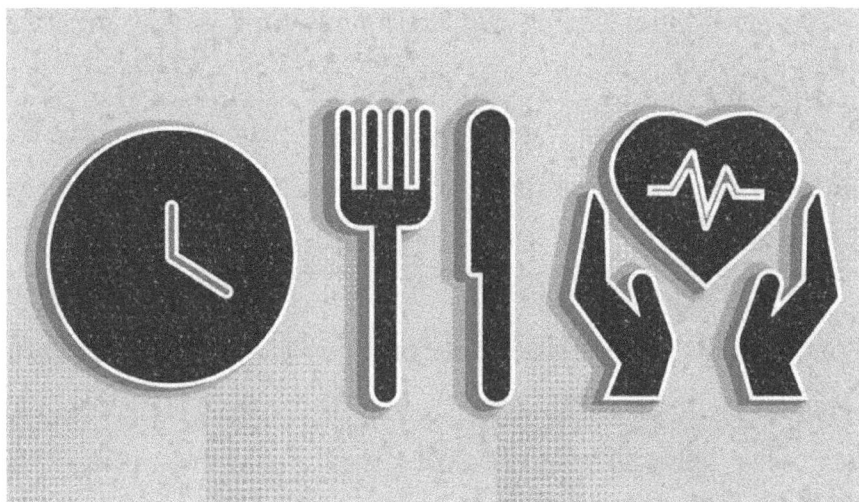

El ayuno intermitente es una práctica alimentaria en la que se alternan patrones de alimentación y de ayuno. El ayuno intermitente puede realizarse de diversas formas, como las técnicas 5:2 o 16/8.

Numerosas investigaciones han demostrado que puede tener efectos significativos para la salud y la cognición. Estos son algunos de los efectos sobre la salud del ayuno prolongado que han sido probados clínicamente.

## 2.1 El ayuno intermitente y la pérdida de grasa corporal persistente

Cualquiera que haya seguido una dieta estricta y haya alcanzado niveles de grasa corporal de un solo dígito está familiarizado con el problema: la grasa persistente.

A pesar de los extensos entrenamientos y la drástica disminución del consumo de calorías, una cantidad moderada de grasa corporal también ofrece resistencia. La mayoría de ellos pronto se dan cuenta de que para eliminar estos depósitos de grasa, tendrían que sacrificar una cantidad significativa de peso.

Por otro lado, ¿el ayuno intermitente ayuda a perder la grasa rebelde?

La grasa rebelde se refiere a los depósitos de grasa que el cuerpo se niega a liberar.

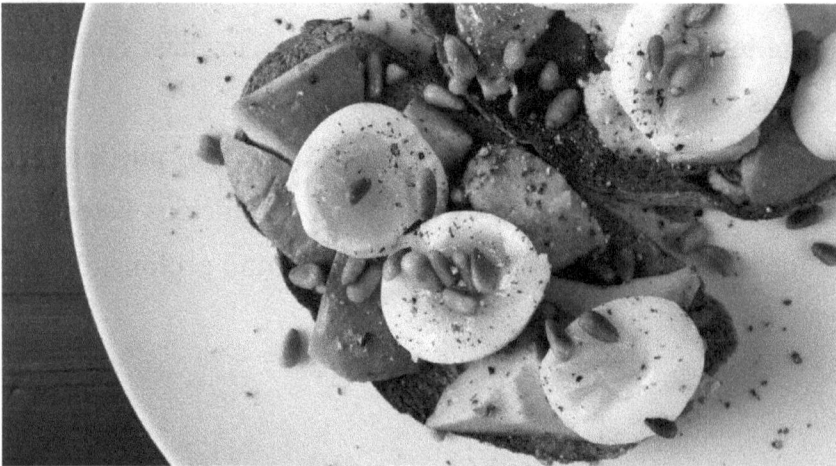

Como dijimos anteriormente, el ayuno intermitente le ayudará a evitar las dificultades para perder las grasas corporales persistentes.

**¿Cuál es la definición de grasa corporal persistente?**

La palabra "grasa corporal persistente" se aplica a las partes del cuerpo que contienen más grasa. En general, estas regiones son la región del abdomen inferior y la parte baja de la espalda en los hombres y la parte inferior del cuerpo en las mujeres. Es muy difícil perder peso en estas regiones.

Entonces, ¿qué es lo que hace que estos lugares sean tan obstinados? Echemos un vistazo a cómo se moviliza la grasa para entenderlo mejor. ¿Estás preparado?

El nivel de insulina y el contenido de ácidos grasos (en la sangre) aumentan después de una comida. Es en forma saturada donde no hay quema de grasas. El cuerpo obtiene la energía que necesita en las horas posteriores oxidando (metabolizando) la glucosa.

El cociente respiratorio es una forma de calcularlo (RQ). Un valor de 1,0 indica un metabolismo puro de los carbohidratos (modo de almacenamiento), mientras que un valor de 0,7 se refiere a un metabolismo reforzado de los ácidos grasos (metabolismo de los lípidos). Esto implica para el RQ en forma de ayuno intermitente: El RQ está entre 0,95 y 1,0 en 1,5-2 horas después de una comida. El cociente después de una noche fácil oscila entre 0,82 y 0,85, y después de una cuaresma de 16 horas, oscila entre 0,72 y 0,8.

Tanto la concentración de insulina como la RQ descienden a medida que pasa el tiempo después de una comida y se consumen los nutrientes del cuerpo. En su lugar, se produce una tendencia a la quema de grasas (y, por tanto, a la movilización de la grasa almacenada). Los ácidos grasos y los niveles de insulina en la sangre provocan este mecanismo. A medida que las concentraciones descienden, el cuerpo reconoce un déficit de energía y, como consecuencia, aumenta la secreción de catecolaminas (epinefrina y norepinefrina).

Las catecolaminas en la sangre se adhieren a los receptores de las células grasas. Estos receptores pueden considerarse simbólicamente como una "cerradura". Los neurotransmisores y las hormonas son las llaves que encajan en estas cerraduras, provocando una respuesta. En esta situación, las catecolaminas causan (activan) la movilización de la grasa mediante la activación de la HSL "lipasa sensible a las hormonas", para abreviar, que luego produce la grasa de la célula individual, que luego podría ser quemada (metabolizada).

La principal distinción entre la grasa natural y los depósitos de grasa rebelde es la siguiente. Los receptores beta-2 son mucho más abundantes en el tejido adiposo normal que los receptores alfa-2.

Los receptores beta-2 son conocidos como el "acelerador" para reducir la grasa. Mientras tanto, los receptores alfa-2 se comportan sobre todo como un freno de coche No hay que ir muy lejos en la fisiología para imaginar estos dos receptores así.

La sencillez de la quema de grasa en diferentes zonas del cuerpo viene determinada por la interacción entre los receptores alfa-2 y beta-2. Cuando la grasa de una zona del cuerpo tiene muchos receptores beta-2 en comparación con los receptores alfa-2, se produce una quema de grasa "ligera" o "simple", mientras que las almohadillas de grasa crónicas tienen varios números de receptores alfa-2 en comparación con los receptores beta-2.

En la región de las caderas y los muslos, las mujeres tienen hasta 9 veces más receptores alfa-2 en comparación con los receptores beta-2, según el libro de Lyle.

**Reducción de la grasa corporal**

¿Cómo puede el ayuno intermitente quemar la grasa persistente de forma más eficaz que la mayoría de las dietas? Los receptores beta-2 deben estar ahora programados, mientras que los receptores alfa-2 deben estar desactivados para metabolizar los depósitos de grasa persistentes. Los procesos que permiten el ayuno intermitente son los siguientes.

Los niveles de catecolamina aumentan cuando se ayuna.

El ayuno mejora la irrigación sanguínea subcutánea en la región abdominal, lo que permite que las catecolaminas penetren más fácilmente en esta zona (y, en consecuencia, se acoplen a los receptores celulares de la grasa).

El ayuno evita los receptores a2 debido a los bajos niveles de insulina. Un mayor tiempo en la "ventana de ayuno" asegura que se pueda extraer más grasa de las zonas rebeldes.

Ahora podrías estar pensando: "¿Por qué no sigo simplemente una dieta baja en carbohidratos para mantener mis niveles de insulina bajos?". Sin embargo, los triglicéridos (grasas) bloquean la lipasa sensible a las hormonas de la misma manera que lo hace la insulina.

Según las investigaciones, la condición óptima para quemar grasa se alcanza después de 12-18 horas de ayuno. Este tiempo puede llamarse la "época dorada" para el reclutamiento de la grasa rebelde debido al alto nivel de catecolaminas, el elevado suministro de sangre subcutánea en las zonas de grasa rebelde y un bajo nivel de insulina para la necesaria inhibición del receptor alfa2. it

Dejemos que se aclare más por una condición óptima de la quema de grasa en pocas palabras: Se ha estudiado la oxidación de los FFA (ácidos grasos libres) - en varios lugares entre el estado de ayuno y después de tres días consecutivos de ayuno.

La cantidad de ácidos grasos quemados ha cambiado en relación con el metabolismo total de la grasa corporal, mientras que la oxidación de los FFA ha aumentado con la duración del tiempo de ayuno.

La oxidación de los FFA subcutáneos aumenta drásticamente en periodos cortos. Esto también es una forma larga de sugerir que se queme la grasa y nada más. Los depósitos de grasa sólo se movilizarán en un humano latente de peso normal durante 14-20 horas después de una comida de 600 kcal. En la vida real, esta condición debería poder alcanzarse en 12-18 horas.

La quema de grasa comienza a aumentar después de esta ventana de tiempo (14-20 horas). Por el contrario, este no es el tipo de grasa que elegimos eliminar. La oxidación de la grasa intramuscular aumenta drásticamente entre las 10 y las 30 horas, pero no hay aumento de los depósitos de grasa subcutánea.

Si la ventana de ayuno se prolonga tanto, los depósitos dérmicos no pueden mantenerse al día con la cantidad de energía del cuerpo, por lo que hay un grado limitado de beneficio y desventaja. Los ciclos de ayuno más bien largos no favorecen la reducción de la grasa corporal persistente, optimizando así la preservación de los músculos, lo que conduce a la elevada tasa de gluconeogénesis (sacarificación de las proteínas) y la consiguiente posibilidad de la condición catabólica de los músculos.

## La vida real vs. la ciencia

Invertir Críticamente, los lectores pueden ahora preguntarse si deshacerse de la grasa obstinada requiere algunos métodos únicos. Después de todo, varias personas ya han alcanzado el estatus de "delgado" sin utilizar el ayuno intermitente u otros métodos como los mencionados por Lyle McDonald. ¿No se trata sólo de reducir el nivel de grasa corporal tanto como sea posible? ¿No es probable que usted pierda la grasa obstinada de todos modos?

¿Puede un déficit semanal de 3500 kcal en una dieta comúnmente practicada frente a un déficit equivalente en una dieta de ayuno intermitente crear una diferencia en la pérdida de grasa regional (asumiendo que todas las demás variables permanecen constantes)? La afirmación se limita a las implicaciones teóricas y a las observaciones prácticas.

## 2.2 Menopausia y ayuno intermitente

El AI es uno de los métodos más comunes para perder peso y mejorar el bienestar general. Consiste en prescindir de los alimentos durante la mayor parte del día y consumir todas las comidas en un periodo corto.

El ayuno intermitente tiene una larga lista de ventajas, desde la reducción de peso hasta la mejora de la concentración mental, muchas de las cuales están respaldadas por la ciencia.

Este método de alimentación es ideal para ciertas mujeres, pero ¿qué pasa con las que estamos en la menopausia o en la posmenopausia?

Cuando una mujer entra en los 40 y 50 años, sus hormonas sexuales comienzan a disminuir espontáneamente cuando los ovarios dejan de liberar progesterona y estrógenos, lo que provoca el cese de la menstruación. La menopausia se describe como el hecho de que una mujer no tenga la regla durante 12 meses seguidos, pero la amenorrea no es ni mucho menos el único síntoma del cambio.

Los sofocos, la ansiedad, la sequedad vaginal, la niebla cerebral, la disminución de la libido, los escalofríos, el agotamiento, los cambios de humor, una mayor probabilidad de problemas cardíacos y los sudores nocturnos son algunos de los signos de la menopausia, que pueden variar de un individuo a otro. A menudo se produce una diferencia notable en el metabolismo de ciertas personas, que suele acelerarse cuando los niveles de estrógeno y progesterona se descontrolan, lo que provoca un aumento de peso.

Las mujeres pueden volverse menos receptivas a la insulina después de la menopausia, por lo que pueden tener dificultades para consumir azúcar y carbohidratos procesados; esta transición metabólica se conoce como resistencia a la insulina, y suele ir acompañada de agotamiento y problemas de sueño.

Para muchas personas, la menopausia es un periodo aterrador en sus vidas; ya no pueden reconocer su cuerpo, y los síntomas, como la niebla cerebral repentina y el aumento de peso, pueden provocar ansiedad, confusión, rabia, estrés y depresión.

Afortunadamente, las personas pueden utilizar el ayuno intermitente para ayudarles a navegar por la empinada montaña rusa de la menopausia. Si sientes agotamiento, tolerancia a la insulina o aumento de peso como consecuencia de la menopausia, es posible que quieras darle una oportunidad.

Se ha comprobado que el ayuno intermitente ayuda a ganar peso. El ayuno mejora el control de la insulina y hace que el cuerpo absorba el azúcar y los carbohidratos de forma más eficiente, lo que reduce el riesgo de insuficiencia cardíaca, diabetes y otras enfermedades metabólicas. Se ha demostrado que el ayuno aumenta la autoestima, minimiza la angustia y la tensión y fomenta mejoras psicológicas más beneficiosas. Se ha demostrado en investigaciones con animales que el ayuno ayuda a proteger las células cerebrales de los traumas, a limpiar los productos de desecho y a restaurar y mejorar su rendimiento.

Cuando se tiene un horario establecido, el ayuno intermitente no es tan complicado. Simplemente establezca una ventana de alimentación que se adapte a usted, como por ejemplo del mediodía a las 8 de la tarde, y asegúrese de consumir suficientes calorías en ese momento. Fuera de esa ventana, debe ayunar. Sin embargo, se le permite beber agua y bebidas no calóricas como el té o el café. La forma de ayuno 16:8 implica ayunar durante 16 horas al día y alimentarse durante sólo 8 horas al día; es uno de los procesos de ayuno intermitente más básicos que se pueden adoptar.

El ayuno intermitente es sencillo y adaptable; algunas personas empiezan con tiempos de ayuno más cortos, como el 14:10 (14 horas de ayuno acompañadas de una ventana de consumo de 10 horas), y van ampliando la duración del ayuno hasta alcanzar el objetivo de 16:8. Debería experimentar con varias rutinas de ayuno y ver cuál se adapta mejor a usted por su sencillez y estabilidad.

Aunque el ayuno intermitente es una herramienta maravillosa para la mayoría de las personas para aliviar mejor los efectos de la menopausia, no es para todos. Aquellos que tienen agotamiento suprarrenal o una condición crónica no optan por añadir un método de ayuno intermitente en sus horarios.

Si usted se siente cansado, lento o enfermo mientras ayuna, es mejor que reduzca el período de ayuno o que evite por completo el ayuno intermitente. Tampoco es necesario ayunar a diario; se puede ayunar una vez a la semana o incluso un par de días a la semana. Para evitar riesgos y garantizar que toda dieta o modificación del estilo de vida es adecuada para usted, también es una buena idea hablar primero con un médico cualificado y autorizado.

La menopausia es un periodo duro para la mayoría de las personas, pero si se hacen los ajustes correctos en la alimentación y el comportamiento, se pueden controlar mejor los efectos y seguir estando en forma, cómoda y segura incluso cuando las hormonas intenten cambiarlo y salir finalmente del edificio.

## 2.3 El ayuno intermitente altera la función genética, hormonal y celular

Cuando no te alimentas durante un tiempo, el cuerpo sufre muchos cambios.

Para que la grasa corporal acumulada esté más disponible, el organismo, por ejemplo, pone en marcha mecanismos esenciales de reparación celular y ajusta los niveles hormonales. Estas son algunas de las modificaciones fisiológicas que surgen durante el ayuno:

- **Niveles de insulina:** Los niveles de insulina en la sangre disminuyen drásticamente, facilitando la quema de grasas.

- **Hormona del crecimiento humano:** Los niveles de la hormona del crecimiento en la sangre aumentan hasta 5 veces. El aumento de las cantidades de esta hormona ayuda a la pérdida de peso y al crecimiento muscular, entre otras cosas.

- **Reparación celular:** El cuerpo inicia procedimientos críticos de reparación celular, como la eliminación de residuos de las células.

- **La expresión de los genes:** Existen variaciones positivas en varios genes y moléculas relacionadas con la supervivencia y la prevención de enfermedades.

Estas mejoras en las hormonas, la expresión de los genes y la estructura de las células están relacionadas con muchas de las ventajas del ayuno intermitente.

Los niveles de insulina disminuyen y los de la hormona del crecimiento humano aumentan cuando se ayuna. Sus células también activan mecanismos críticos de reparación celular y alteran la expresión de los genes.

## 2.4 El ayuno intermitente permite perder peso y grasa abdominal

Muchas personas que experimentan con el ayuno intermitente lo hacen para reducir peso.

En general, el ayuno prolongado hace que se consuman menos comidas.

Es posible que necesite menos calorías si compensa el consumo de más durante las otras comidas.

El ayuno intermitente suele mejorar la función hormonal, lo que ayuda a reducir el peso.

La reducción de los niveles de insulina, la mayor productividad de los niveles de la hormona del crecimiento y el aumento de los niveles de noradrenalina (norepinefrina) ayudan al cuerpo a descomponer la grasa y utilizarla como energía.

Como resultado, el ayuno de corta duración aumenta la tasa metabólica entre un 3,6 y un 14%, lo que permite comer aún más calorías.

El ayuno intermitente, en otras palabras, funciona en todos los lados del cálculo de calorías. Aumenta la tasa metabólica (calorías gastadas), disminuyendo así la cantidad de alimentos que se consumen (reduce las calorías).

Según un estudio de 2014 de la literatura clínica, el ayuno intermitente dará lugar a la pérdida de peso de 3 a 8 por ciento durante 3 a 24 semanas. Esta es una cantidad masiva.

Los participantes han perdido entre un cuatro y un siete por ciento del perímetro de la cintura, lo que indica que han perdido mucha grasa del vientre, la grasa de la cavidad abdominal que provoca enfermedades.

Según un informe de revisión, el ayuno intermitente mostró menos pérdida muscular que la restricción calórica prolongada. A fin de cuentas, el ayuno intermitente puede ser una estrategia muy eficaz para perder peso.

El ayuno intermitente le permite consumir menos calorías mientras aumenta marginalmente su metabolismo. Es un arma poderosa para perder peso y grasa del vientre.

## 2.5 La resistencia a la insulina podría reducirse con el ayuno intermitente, disminuyendo el riesgo de desarrollar diabetes de tipo 2

En las últimas décadas, la diabetes de tipo 2 se ha extendido enormemente.

Los niveles elevados de azúcar en sangre en el sentido de la resistencia a la insulina son la característica más destacada.

Algo que disminuye la tolerancia a la insulina y protege contra la diabetes de tipo 2 puede ayudar a reducir los niveles de azúcar en sangre.

También se ha comprobado que el ayuno intermitente tiene beneficios significativos para la tolerancia a la insulina y produce una disminución importante de los niveles de azúcar en sangre.

Se ha demostrado que el ayuno intermitente reduce el azúcar en sangre en ayunas entre un 3 y un 6 por ciento y la insulina en ayunas entre un 20 y un 31 por ciento en los ensayos con humanos.

El ayuno intermitente evitó a menudo que las ratas diabéticas sufrieran lesiones renales, que es una de las consecuencias más graves de la diabetes.

Esto significa que el ayuno intermitente podría ser muy beneficioso para las personas con riesgo de padecer diabetes de tipo 2. Aun así, podría haber ciertas disparidades de género. Según un informe, durante un régimen de ayuno intermitente de 22 días, la gestión del azúcar en sangre de las mujeres se deterioró. Al menos en los hombres, el ayuno intermitente reduce la resistencia a la insulina y ayuda a reducir los niveles de azúcar en sangre.

## 2.6 El ayuno intermitente puede reducir la inflamación del organismo y el estrés oxidativo

El estrés oxidativo es uno de los factores que contribuyen al envejecimiento y al desarrollo de varias enfermedades crónicas. Implica que moléculas reactivas como los radicales libres interactúan con otras moléculas esenciales (como las proteínas y el ADN) y las destruyen. En algunos ensayos se ha demostrado que el ayuno intermitente mejora la tolerancia del organismo al estrés oxidativo.

Además, las investigaciones indican que el ayuno intermitente puede ayudar a combatir la inflamación, que es una de las principales causas de diversas enfermedades.

Los estudios han demostrado que el ayuno intermitente disminuye la inflamación del cuerpo y el estrés oxidativo. Esto debería ayudar a prevenir el envejecimiento y la aparición de diversas enfermedades.

## 2.7 El ayuno intermitente podría ser bueno para el corazón

El infarto sigue siendo la primera causa de muerte en el mundo. Varios indicadores de salud (también considerados "factores de riesgo") se han relacionado con un riesgo elevado o reducido de insuficiencia cardíaca.

---

Se demostró que el ayuno intermitente mejora el colesterol total y el LDL, la presión arterial, los receptores de inflamación, los niveles de azúcar en sangre y los triglicéridos en sangre, entre otros factores de riesgo.

Sin embargo, una gran parte se centra en la ciencia animal. Antes de poder tomar cualquier decisión, es necesario seguir investigando el impacto en la salud cardíaca de los seres humanos.

Se ha demostrado en estudios que el ayuno intermitente mejora los niveles de colesterol, la presión arterial, los receptores inflamatorios y los triglicéridos, todos los cuales contribuyen a las enfermedades del corazón.

## 2.8 El ayuno intermitente desencadena varios mecanismos de reparación celular

Cuando se ayuna, las células del cuerpo inician un proceso llamado autofagia, un proceso de eliminación de residuos celulares.

Las proteínas rotas y dañadas que se acumulan en las células con el paso del tiempo son descompuestas y metabolizadas por las células.

El aumento de la autofagia podría proteger contra el cáncer y el Alzheimer, entre otras enfermedades.

El ayuno activa el sistema metabólico de la autofagia, que elimina los residuos de las células.

## 2.9 El ayuno intermitente se ha relacionado con un menor riesgo de cáncer

El cáncer es una enfermedad horrible que se caracteriza por un desarrollo celular incontrolable.

Se ha descubierto que el ayuno tiene una serie de ventajas bioquímicas, entre ellas una menor incidencia del cáncer.

A pesar de la falta de ensayos en humanos, los datos alentadores de los estudios en animales sugieren que el ayuno intermitente puede ayudar a prevenir el cáncer.

El ayuno minimiza los múltiples efectos secundarios de la quimioterapia en pacientes con cáncer, según algunas pruebas. En la investigación con animales, se ha demostrado que el ayuno intermitente suprime mejor el cáncer. En humanos, un estudio descubrió que eliminaría los efectos secundarios de la quimioterapia.

## 2.10 El ayuno intermitente es beneficioso para el cerebro

Lo que es saludable para el cuerpo suele ser siempre bueno para el cerebro.

El ayuno intermitente aumenta el número de características bioquímicas relacionadas con la salud del cerebro.

La reducción del estrés oxidativo, la inflamación, los niveles de azúcar en la sangre y la tolerancia a la insulina forman parte de esto.

En experimentos con ratas se ha demostrado que el ayuno intermitente acelera el desarrollo de nuevas células nerviosas, lo que podría mejorar la actividad cerebral.

Suele potenciar una hormona cerebral conocida como BDNF (factor neurotrófico derivado del cerebro), cuya deficiencia se ha relacionado con la depresión y otros problemas neurológicos.

También se ha descubierto que el ayuno intermitente protege contra las lesiones cerebrales causadas por los accidentes cerebrovasculares en los animales.

Por lo tanto, el ayuno intermitente puede tener importantes beneficios para la salud del cerebro. Tiene el potencial de promover el desarrollo de nuevas neuronas sin dejar de proteger el cerebro de las lesiones.

## 2.11 El ayuno intermitente podría ayudar a prevenir el Alzheimer

El trastorno neurodegenerativo más frecuente en el mundo es la enfermedad de Alzheimer.

Dado que no existe un tratamiento para la enfermedad de Alzheimer, es crucial impedir que se desarrolle en primer lugar.

Según un informe sobre ratas, el ayuno intermitente puede posponer la aparición de la enfermedad de Alzheimer o minimizar su intensidad.

Según una serie de estudios de casos, una intervención dietética que incluía ayunos regulares de corta duración redujo sustancialmente los síntomas del Alzheimer en nueve de cada diez pacientes.

Según las investigaciones en animales, el ayuno también puede proteger contra algunos trastornos neurodegenerativos, como la enfermedad de Huntington y la de Parkinson.

Sin embargo, es necesario realizar más pruebas en humanos.

## 2.12 El ayuno intermitente puede ayudarle a vivir más tiempo al aumentar su esperanza de vida

Uno de los aspectos más intrigantes del ayuno intermitente es su potencial para prolongar la esperanza de vida.

El ayuno intermitente aumenta la longevidad de las ratas del mismo modo que lo haría la restricción calórica constante.

Los resultados de algunos de estos experimentos fueron muy dramáticos. Uno de ellos descubrió que las ratas que ayunaban en días alternos sobrevivían un 83% más que las que no ayunaban.

El ayuno intermitente ha sido muy común entre la comunidad antienvejecimiento, a pesar de que aún no se ha demostrado en humanos.

Con los efectos del ayuno intermitente para el metabolismo y una variedad de indicadores de salud, es fácil ver cómo podría ayudar a vivir una vida más larga y más feliz.

# Capítulo 3: Empezar con el ayuno intermitente

## 3.1 ¿Cuáles son los alimentos más saludables del ayuno intermitente?

Incluimos artículos que creemos que pueden ser beneficiosos para nuestros lectores. Por favor, póngase en contacto con un profesional de la salud antes de emprender cualquier ajuste dietético importante para asegurarse de que es la opción correcta para usted.

El ayuno intermitente causa un gran revuelo en el superpoblado mundo de las dietas, a pesar de que la frase "ayuno" parece bastante siniestra. Una buena cantidad de pruebas (aunque con tamaños de muestra pequeños) demuestran que la dieta puede ayudar a la gente a perder peso y a controlar sus niveles de azúcar en sangre. Quizá el atractivo se deba a la falta de restricciones en la dieta: se puede consumir lo que se quiera, pero no exactamente cuando se quiera.

Sin embargo, hay que tener en cuenta lo que está en juego. ¿Debería romper el ayuno con pintas de helado y bolsas de patatas fritas? Probablemente no. Por eso hemos recopilado una colección de las mejores cosas para comer en una dieta de FI.

## ¿Qué debe comer?

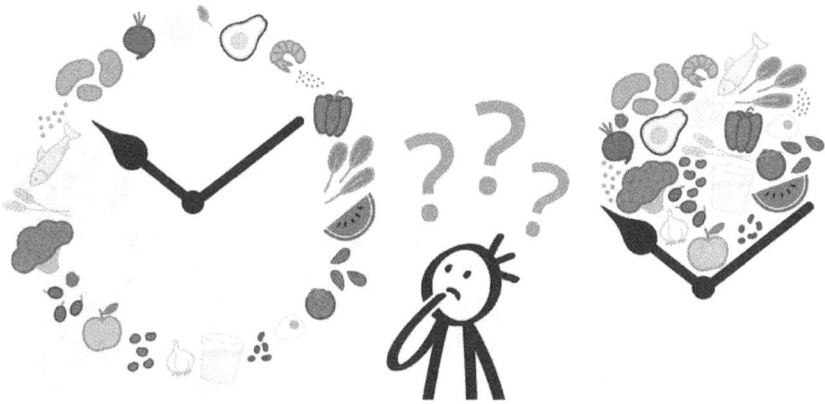

No hay especificaciones ni limitaciones sobre qué tipo de alimentos consumir cuando se practica el ayuno intermitente. Sin embargo, es poco probable que los beneficios del ayuno intermitente acompañen a las comidas consistentes de Big Mac. Una dieta bien equilibrada es el secreto para perder peso, conservar los niveles de energía y mantener la dieta.

Cualquier persona que intente reducir su peso debe comer alimentos ricos en nutrientes, como verduras, frutas, frutos secos, cereales integrales, semillas, legumbres, proteínas magras y lácteos.

Nuestras pautas serán algo similares a las de los alimentos. Por lo general, prescribiremos para mejorar la salud: alimentos integrales, sin procesar y con alto contenido en fibra, que aporten sabor y calidad.

Dicho de otro modo, si consumes muchos de los alimentos que se mencionan a continuación, no tendrás hambre durante el ayuno.

- **Agua**

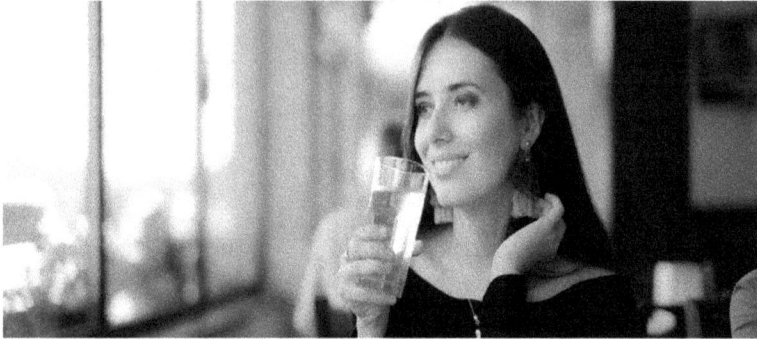

Bueno, esto no es un tentempié, pero es crucial para sobrevivir a la SI. El agua es importante para la protección de casi todos los órganos principales de su cuerpo. Evitarla como parte del ayuno será una estupidez. Los pulmones desempeñan un papel fundamental para mantenerte a salvo. La cantidad de agua que cada individuo puede beber depende de su sexo, altura, peso, nivel de ejercicio y entorno. Sin embargo, el color de la orina es un fuerte indicador. En todo momento, conviene que sea de color amarillo pálido.

La deshidratación, que puede provocar dolores de cabeza, náuseas y aturdimiento, se manifiesta con una orina de color amarillo oscuro. Cuando lo combinas con la falta de calorías, tienes una fórmula para la catástrofe o, en el peor de los casos, un pis muy oscuro. Si el agua sola no te gusta, prueba a añadirle un chorrito de zumo de limón, varias hojas de menta o rodajas de pepino.

- **Aguacate**

Comer la fruta más calórica cuando se intenta perder peso puede parecer contradictorio. Por otro lado, los aguacates pueden mantenerte completo incluso durante los tiempos de ayuno más estrictos debido a su alto contenido en grasas insaturadas.

Las grasas insaturadas, según los estudios, ayudan a mantener el cuerpo sano aunque no se sienta hambre. El cuerpo envía señales de que no necesita entrar en modo de hambre de emergencia porque tiene suficientes calorías. Y si estás hambriento en pleno ayuno, las grasas insaturadas mantienen estos síntomas durante mucho más tiempo.

Otra investigación demostró que el uso de medio aguacate con su almuerzo le ayudará a mantenerse lleno durante horas más de lo que sería si no consume la fruta verde y blanda.

- **Marisco y pescado**

Hay una explicación de por qué las Guías Alimentarias Americanas recomiendan dos o tres porciones de 4 onzas de pescado cada semana.

Además de ser rica en grasas y proteínas beneficiosas, también tiene un alto contenido en vitamina D.

Y si le gusta alimentar en periodos cortos de tiempo, ¿no quiere obtener más nutrientes por su dinero cuando lo haga?

Nunca te quedarás sin formas de preparar el pescado, ya que hay demasiadas opciones.

- **Verduras crucíferas**

La palabra con "f" - fibra - abunda en alimentos como las coles de Bruselas, la coliflor y el brócoli.

Es importante consumir alimentos ricos en fibra con regularidad para mantener la regularidad y garantizar que las cacas funcionen bien.

La fibra también te ayudará a sentirte lleno, lo que es beneficioso si no vas a alimentarte hasta dentro de 16 horas.

Las verduras crucíferas también te ayudarán a evitar el cáncer.

- **Patatas**

Los alimentos blancos no son todos malos.

Las patatas resultaron ser uno de los alimentos más nutritivos en las investigaciones de los años 90.

una fuente fiable, un estudio de 2012 demostró que el uso de patatas en una dieta equilibrada puede ayudar a perder peso. (Lo sentimos, pero las patatas fritas y las papas fritas no cuentan).

- **Legumbres y frijoles**

En la dieta AI, su aderezo de chile favorito puede ser su mejor amigo.

Los alimentos, especialmente los carbohidratos, proporcionan energía para el ejercicio físico. No estamos sugiriendo que te vuelvas loco con los carbohidratos, así que incluir carbohidratos bajos en calorías como las legumbres y los frijoles en tu dieta no puede hacer daño. Esto te ayudará a mantenerte alerta durante el periodo de ayuno.

Además, se ha demostrado que ingredientes como las alubias negras, los garbanzos, las lentejas y los guisantes ayudan a perder peso, sobre todo aunque no se esté a dieta.

- **Probióticos**

¿Qué es lo que más les apetece comer a los pequeños bichos de tu estómago? Tanto la consistencia como la variedad son esenciales. Si están hambrientos, significa que no están cómodos. Y si su estómago no está cómodo, puede notar algún efecto secundario desagradable, como el estreñimiento.

Añade a la dieta ingredientes ricos en probióticos, como el kéfir, la kombucha y el chucrut, para combatir este malestar.

- **Bayas**

Estos clásicos batidos están repletos de vitaminas y minerales. Pero eso no es lo más emocionante. Según un informe de 2016, las personas que consumen muchos flavonoides, como los de las fresas y los arándanos, presentan un aumento del IMC menor durante 14 años que los individuos que no comen bayas.

- **Huevos**

Un huevo grande tiene 6,24 g de proteínas y se prepara en pocos minutos. Y, sobre todo cuando se come menos, contar con la mayor cantidad de proteínas posible es fundamental para mantenerse saciado y construir músculo.

Los hombres que han desayunado huevos en lugar de un bollo han tenido menos hambre y han comido menos durante el día, según una encuesta de 2010.

Dicho de otro modo, si buscas algo más que hacer durante el ayuno, ¿por qué no cocer un puñado de huevos? Y, cuando sea el momento perfecto, comerlos.

- **Nueces**

Aunque los frutos secos tienen más calorías que muchos otros aperitivos, tienen algo que la mayoría de los aperitivos no tienen: grasas saludables.

Ni siquiera pienses en las calorías! Según un informe de 2012, una porción de 1 onza de almendras (aproximadamente 23 nueces) contiene un 20% menos de calorías de lo que dice la etiqueta.

Según el informe, la masticación no rompe completamente las paredes celulares de las almendras, lo que mantiene a salvo una parte del fruto seco y evita que el cuerpo lo absorba a través de la digestión. En consecuencia, comer almendras podría no suponer una diferencia tan grande en su consumo habitual de calorías como podría pensarse.

- **Cereales integrales**

Las dietas y el consumo de carbohidratos tienden a ser dos categorías distintas. Esto no siempre es así, como te alegrará saber. Como los cereales integrales tienen un alto contenido en fibra y nutrición, una pequeña cantidad te mantendrá satisfecho durante mucho tiempo.

Así que salga de su zona de confort y pruebe el bulgur, el farro, la espelta, el amaranto, el kamut, el mijo, el freekeh o el sorgo.

## Precaución

El cansancio, los dolores de cabeza y la irritabilidad son efectos secundarios del SI. Si no bebe suficiente agua durante el ayuno, puede deshidratarse.

Según estudios con ratas, la FI también puede provocar infertilidad. Los deportistas suelen notar que el ritmo de sus entrenamientos en el ciclo energético les hace romper el músculo en lugar de desarrollarlo.

El ayuno/ayuno es, por tanto, teóricamente poco práctico a largo plazo, ya que puede contribuir a un consumo compulsivo durante las horas de fiesta, lo que socavaría cualquier esfuerzo de pérdida de peso.

Si consumes los alimentos mencionados anteriormente durante la dieta yo-yo, no pueden tener los beneficios nutritivos que deseas. Cuando el cuerpo está estresado por no consumir suficientes calorías, no puede utilizar los alimentos que puedes consumir en su máximo potencial.

La reducción de peso a largo plazo que es constante y duradera puede ser mejor. Dado que no hay ninguna literatura sobre la FI en este momento, las consecuencias a largo plazo siguen siendo en gran medida desconocidas.

Antes de empezar la AI, habla con un dietista o nutricionista para asegurarte de que es adecuada para ti.

El ayuno no es una invitación a darse un atracón de comida; es un momento para ser selectivo con lo que se come. Y tanto si ayunas como si no, los ingredientes de este libro deberían ser una parte importante de tu dieta.

## 3.2 Alimentos que se deben consumir y evitar durante el ayuno intermitente

Coma verduras y frutas cuando lleve a cabo una dieta de ayuno intermitente y deje de consumir aperitivos azucarados y procesados.

El ayuno intermitente consiste en alternar los tiempos de alimentación y de ayuno.

El ayuno intermitente, según sus defensores, es una forma sana y sencilla de reducir peso y mejorar la forma física. Dicen que es más sencillo de seguir que otras dietas y que tiene mayor versatilidad que las dietas convencionales de restricción calórica. "En lugar de basarse en una restricción dietética permanente, el ayuno intermitente es una forma de reducir las calorías limitando el consumo durante muchos días a la semana y consumiendo con normalidad el resto de los días", dice Lisa Jones, dietista licenciada en Filadelfia.

Es crucial recordar que el ayuno intermitente es un concepto más que una dieta estricta.

Según Anna Kippen, dietista licenciada en Cleveland, el "ayuno intermitente" es una palabra que engloba el patrón de alimentación que implica ciclos de no ayuno y ayuno durante períodos fijos. "El ayuno intermitente se presenta de diversas maneras".

La alimentación restringida es uno de los métodos más comunes. Recomienda alimentarse sólo durante ocho horas al día y ayunar durante las 16 horas siguientes. "Nos ayudará a perder peso a la vez que permite que nuestro intestino y nuestras hormonas se relajen entre las comidas a lo largo de nuestro 'ayuno'", dice Kippen.

La estrategia 5:2, en la que se come de forma normal y saludable durante cinco días a la semana, es otra solución habitual. Los dos días restantes de la semana sólo se hace una comida al día, que puede tener entre 500 y 700 calorías. "Esto ayuda a nuestro cuerpo a relajarse sin dejar de aumentar el número de calorías que ingerimos durante la semana", explica Kippen.

En las investigaciones se ha relacionado los AI con la reducción de peso, el aumento del colesterol, la regulación del azúcar en sangre y la reducción de la inflamación.

Según un informe publicado, el ayuno prolongado tiene efectos de amplio espectro para múltiples problemas de salud, como la obesidad, las enfermedades cardiovasculares, la diabetes, los tumores y los trastornos neurológicos.

Según Ryan Maciel, dietista, "sea cual sea el tipo de ayuno intermitente que se desee, es crucial adherir al ayuno intermitente los mismos conceptos básicos de nutrición que a otros planes de alimentación más saludables."

"En realidad, estos (principios) podrían ser mucho más relevantes cuando se pasa sin comer durante períodos más largos, lo que puede contribuir a comer en exceso en ciertas personas", dice Maciel.

Si estás en un plan de ayuno intermitente, aquí tienes algunas pautas a seguir:

- Coma artículos mínimamente refinados la mayor parte del tiempo.

- Tenga en su dieta una variedad de proteínas magras, verduras, frutas, carbohidratos inteligentes y grasas buenas.
- Cocine recetas deliciosas y sabrosas que podrá disfrutar.
- Come lenta y conscientemente hasta que estés satisfecho.

Las dietas basadas en el ayuno intermitente no incluyen menús complejos. Sin embargo, si se respetan las prácticas alimentarias saludables, hay

hay algunos artículos que deben consumirse y otros que deben evitarse.

En una dieta de ayuno prolongado, puedes consumir los siguientes tres alimentos:

- Frutas
- Proteínas magras
- Verduras

**Proteínas magras**

Según Maciel, el consumo de proteínas magras hace que te sacies durante más tiempo que la mayoría de las dietas y te ayuda a mantener o ganar músculo.

He aquí cinco fuentes de proteínas que son a la vez magras y saludables:

- Yogur griego natural
- Tofu y tempeh
- Pechuga de pollo

- Pescado y marisco
- Judías, lentejas y guisantes

**Frutas**

El ayuno intermitente, como cualquier otro plan de alimentación, requiere el consumo de alimentos ricos en nutrientes. Las vitaminas, los fitonutrientes (nutrientes vegetales), la fibra y los minerales se encuentran habitualmente en las verduras y las frutas. Estas vitaminas, minerales y nutrientes pueden reducir el colesterol, la regulación del azúcar en sangre y la salud intestinal. Otra ventaja es el reducido contenido calórico de las frutas y verduras.

He aquí diez frutas nutritivas para comer en ayunas intermitentes:

- Albaricoques
- Manzanas
- Moras
- Arándanos
- Melocotones
- Cerezas
- Ciruelas
- Peras
- Sandía
- Naranjas

**Verduras**

Las verduras le ayudarán a cumplir su plan de ayuno intermitente. Se ha demostrado que una dieta rica en verduras de hoja verde reduce el riesgo de insuficiencia cardíaca, diabetes de tipo 2, deterioro cognitivo, cáncer y otras enfermedades.

Aquí hay 6 verduras que serán beneficiosas para utilizar en un plan de alimentación intermitente equilibrado:

- Espinacas
- Kale
- Col
- Acelga
- Rúcula
- Col rizada

**Alimentos que deben evitarse**

Ciertos ingredientes no pueden ser consumidos como parte del protocolo de FI. Evite los alimentos ricos en grasa, sal y azúcar y con un alto contenido calórico. "No te van a satisfacer después del ayuno, e incluso pueden dejarte con hambre", advierte Maciel. "Siguen sin tener nada de nutrientes".

Evite los siguientes alimentos si decide seguir un plan de dieta intermitente:

- Patatas fritas para picar
- Palomitas de maíz para microondas

También hay que evitar los alimentos que contienen mucho azúcar añadido. Según Maciel, el azúcar de los alimentos y bebidas envasados está desprovisto de nutrientes y contribuye a la obtención de calorías dulces y huecas, que no es lo que se desea mientras se realiza el ayuno intermitente. "Como el azúcar se metaboliza demasiado rápido, te dejarán con hambre", añade.

## 3.3 Lista de alimentos para el ayuno intermitente

¿No sabe qué alimentar mientras realiza el ayuno intermitente? La lista definitiva de alimentos de la FI, respaldada por la ciencia, puede ayudarle a obtener lo mejor de su camino hacia la pérdida de peso.

Es difícil saber qué comer durante la FI. Esto se debe a que la FI es un hábito dietético más que una dieta. Teniendo esto en cuenta, hemos creado una lista de alimentos de la FI que le permitirá mantenerse bien mientras pierde peso.

El programa de FI le enseña cuándo debe comer, por lo que no le dice qué ingredientes debe comer. La falta de asesoramiento dietético coherente puede ofrecer la sensación de que se puede consumir todo lo que se quiera. A otros les puede resultar difícil seleccionar los alimentos y bebidas "apropiados" como resultado de esto.

Estos no sólo frustran sus planes de pérdida de peso, sino que también aumentan las posibilidades de estar desnutrido o sobrealimentado.

## 3.4 Cómo elegir los alimentos más adecuados

Es más esencial comer de forma saludable mediante el ayuno intermitente que perder peso rápidamente. Por ello, es fundamental elegir alimentos ricos en nutrientes, como verduras, proteínas magras, grasas buenas y frutas.

La lista de alimentos para el ayuno intermitente debe incluir:

**Para las proteínas**

La proteína tiene una RDA (Recommended Dietary Allowance) de 0,8 g por kg de peso corporal. Dependiendo de tus objetivos de fitness y tu nivel de ejercicio, tus necesidades pueden variar.

Las proteínas contribuyen a la pérdida de peso al reducir el consumo de calorías, aumentar la saciedad y acelerar el metabolismo.

El aumento del consumo de proteínas suele ayudar al crecimiento muscular cuando se combina con el entrenamiento de resistencia. El músculo quema más calorías que la grasa, por lo que conseguir más músculo en el cuerpo mejora su metabolismo.

Según un informe reciente, tener más fuerza en las piernas ayudará a los hombres más sanos a eliminar la grasa del vientre.

La lista de alimentos del ayuno intermitente para las proteínas incluye:

- Marisco
- Huevos
- Productos lácteos, por ejemplo, yogur, queso y leche
- Frijoles y legumbres
- Semillas y frutos secos
- Cereales integrales
- Soja

**Para los carbohidratos**

Los hidratos de carbono pueden suponer entre el 45 y el 65 por ciento de las calorías diarias, según las Guías Alimentarias Americanas

Los hidratos de carbono son el principal suministro de energía del organismo. Las proteínas y las grasas son los dos restantes. Los hidratos de carbono se presentan de varias formas. Ber, el almidón y el azúcar son los más conocidos.

Los carbohidratos tienen la mala reputación de favorecer el aumento de peso. Por otro lado, los carbohidratos no son necesariamente iguales y no siempre engordan.

El tipo y la cantidad de carbohidratos que se consumen determinan si se engorda o no.

Asegúrese de consumir dietas ricas en fibra y almidón pero con menos azúcar.

Según un informe de 2015, consumir 30 g de cerveza al día te ayudará a perder peso, a aumentar los niveles de glucosa en sangre y a reducir la presión arterial.

La lista de alimentos del ayuno intermitente para los carbohidratos incluye:

- Remolachas
- Patatas dulces
- Avena
- Quinoa
- Arroz integral
- Mangos
- Plátanos
- Bayas
- Manzanas
- Peras
- Alubias de riñón
- Zanahorias
- Aguacate
- Coles de Bruselas
- Brócoli
- Semillas de chía
- Almendras
- Garbanzos

## Para las grasas

Las grasas deben representar entre el 20% y el 35% de las calorías diarias, según las Guías Alimentarias para los Estadounidenses de 2015 a 2020. Las grasas saturadas no deben suponer más del 10% de las calorías diarias.

Dependiendo de la forma de la grasa, puede estar bien, mal, o en cualquier lugar en el medio.

Las grasas trans, por ejemplo, aumentan la amación, reducen los niveles de colesterol "bueno" y aumentan los del "malo". Los alimentos cocinados y los productos horneados las incluyen.

Las grasas saturadas se han relacionado con un mayor riesgo de insuficiencia cardíaca. Los expertos, en cambio, tienen puntos de vista diferentes al respecto. Es prudente consumirlas con moderación. Las grasas saturadas abundan en la leche entera, la carne roja, el aceite de coco y los productos de panadería.

Las grasas poliinsaturadas y monoinsaturadas son ejemplos de grasas saludables. Se ha demostrado que estas grasas reducen el riesgo de insuficiencia cardíaca, la presión arterial y el contenido de lípidos en la sangre.

Estas grasas abundan en el aceite de cacahuete, el aceite de oliva, el aceite de girasol, el aceite de canola, el aceite de cártamo y los aceites de soja.

La lista de alimentos del ayuno intermitente para las grasas incluye:

- Nueces
- Aguacates

- Huevos enteros
- Queso
- Semillas de chía
- Chocolate negro
- Yogur entero
- Aceite de oliva virgen extra

**Para promover la salud intestinal**

La salud intestinal está vinculada a la salud física, según un creciente número de pruebas. La micro biota es un conjunto de miles de millones de bacterias que viven en el estómago.

La higiene intestinal, el metabolismo y la salud emocional se ven afectados por estos microbios. También pueden ser esenciales en el tratamiento de diversas enfermedades crónicas. Por ello, hay que vigilar a esos molestos bichos del estómago, sobre todo si se hace un ayuno intermitente.

La lista de alimentos de la FI para un intestino normal y sano incluye:

- Verduras fermentadas
- Todas las verduras
- Kombuch
- Tempeh
- Kimchi
- Chucrut
- Miso

Para mantener el intestino sano, los alimentos mencionados anteriormente también pueden ayudarle a perder peso:

- Aumentar la excreción de grasa ingerida a través de las heces.
- Reducir la absorción de grasa de su intestino.
- Reducir la ingesta de alimentos.

## Para la hidratación

Los criterios habituales, según las Academias Nacionales de Medicina, Ingeniería y Ciencia, son:

Para los adultos, 15,5 tazas (3,7 l) es lo correcto.

Para las mujeres, 11,5 tazas (2,7 l) es lo correcto.

El agua, así como los alimentos y bebidas que contienen agua, se consideran líquidos.

Es importante mantenerse hidratado durante el ayuno intermitente para su bienestar. Los dolores de cabeza, el cansancio intenso y la niebla cerebral son síntomas de deshidratación. Si sigues sufriendo estos efectos adversos del ayuno, la deshidratación los agravará o incluso los hará mortales.

La lista de alimentos AI para la hidratación incluye:

- Agua con gas
- Agua
- Sandía
- Fresas
- Té o café negro

- Melocotones
- Melón Cantalupo
- Leche desnatada
- Yogur natural
- Naranjas
- Pepino
- Lechuga
- Tomates
- Apio

Beber mucha agua también puede ayudar a perder peso. Una investigación de 2016 muestra que una hidratación adecuada puede ayudar a perder peso:

- Aumentar la quema de grasas.
- Disminución de la ingesta de alimentos o del apetito.

**Alimentos que hay que evitar de la lista de alimentos AI**

- Grasas trans
- Alimentos procesados
- Barras de caramelo
- Bebidas azucaradas
- Bebidas alcohólicas
- Carne procesada

## Cosas que hacer al usar el ayuno intermitente para dietas específicas

Algunas personas afirman que mezclar el ayuno intermitente con otras dietas, como la dieta cetogénica o una dieta vegetariana, puede ayudarles a perder peso más rápidamente. Sin embargo, también se debate si esto es así o no.

Si quiere considerar la posibilidad de combinar el ayuno intermitente con la dieta ceto... Considere los siguientes alimentos en su lista de comidas de ayuno intermitente con alto contenido de grasa y bajo contenido de carbohidratos:

**Para las grasas (75 por ciento de las calorías diarias)**

- Nueces
- Aguacates
- Huevos enteros
- Queso
- Semillas de chía
- Chocolate negro
- Yogur entero
- Aceite de oliva virgen extra

**Para las proteínas (20 por ciento de las calorías diarias)**

- Marisco
- Huevos
- Productos lácteos, por ejemplo, yogur, queso y leche
- Frijoles y legumbres

- Semillas y frutos secos
- Cereales integrales
- Soja

## Para los carbohidratos (5 por ciento de las calorías diarias)

- Remolachas
- Patatas dulces
- Avena
- Arroz integral
- Quinoa

## La lista de alimentos para la dieta vegetariana AI puede incluir:

### Para las proteínas

- Semillas y frutos secos
- Cereales integrales
- Productos lácteos, por ejemplo, yogur, queso y leche
- Soja
- Frijoles y legumbres

### Para los carbohidratos

- Remolachas
- Patatas dulces
- Quinoa
- Arroz integral
- Avena

- Mangos
- Plátanos
- Manzanas
- Alubias de riñón
- Bayas
- Peras
- Zanahorias
- Brócoli
- Aguacate
- Almendras
- Coles de Bruselas
- Garbanzos
- Semillas de chía

**Para las grasas**
- Nueces
- Aguacates
- Chocolate negro
- Queso

# 3.5 Trucos para el ayuno intermitente que son tan básicos como efectivos

Nunca ha habido un patrón de alimentación tan consistente en los últimos años, que haya beneficiado a tanta gente.

Tiene mucha emoción.

Sus ventajas para nuestro bienestar son innegables.

Se utiliza mucho para ayudar a la gente a perder peso. La 
explicación es sencilla: se pierde una comida al día, que suele 
ser el desayuno.

Esto supone una reducción de 600-800 calorías. Puede ser una 
forma importante de perder peso cuando se combina con un 
mayor grado de ejercicio y actividades.

La ventaja es que no se trata de la típica dieta en la que se 
consume menos para reducir el peso.

Te concentras en no consumir durante un periodo determinado 
y en vez de eso tomas agua.

Esto aceleraría el proceso de quema de grasa en su cuerpo. Tu 
cuerpo recibe el mensaje: No hay comida, así que tendré que 
depender de mis reservas de grasa para obtener energía.

Además, consumir más calorías de las que se queman en un 
pequeño espacio de tiempo es más difícil que comer todo el día.

La reducción de los niveles de azúcar en sangre, la disminución 
de la presión arterial, la reducción de la inflamación, la mayor 
respuesta a la insulina y la autofagia son otras ventajas.

En efecto, la autofagia es un proceso evolutivo de recuperación 
celular que el organismo inicia tras 10-12 horas de ayuno y que 
dura hasta 16 horas.

Los científicos han descubierto recientemente esta influencia. Creen que es una de las ventajas más importantes del ayuno intermitente que aumentará significativamente su esperanza de vida cuando se combina con un estilo de vida más saludable.

¿Por qué el ayuno es útil para la salud?

Nuestros antepasados de la edad de piedra no tenían el mismo acceso a las calorías que nosotros.

No podían comprar comida en la tienda. No podían ir a un McDonald's drive-in y comprar hamburguesas a la coca XXL y tener algo comestible en unos dos minutos. Hubo momentos en los que había mucho que comer durante días y días.

Iban a cazar, mataban un animal y alimentaban al resto de su tribu. La caza había sido fructífera en ocasiones, aunque no siempre.

En la derrota, la naturaleza humana tuvo que idear una forma de proporcionar apoyo energético al cuerpo.

Como resultado, acumuló depósitos de grasa como amortiguadores para los momentos de inanición.

Fueron creados para proporcionar nutrición al cuerpo cuando no había alimentos accesibles.

Ser un poco gordito era esencial para la existencia de nuestra especie. La raza humana no habría podido sobrevivir si los hombres de la edad de piedra se hubieran vuelto tan musculosos y fuertes como los culturistas atléticos. No habría habido depósitos de grasa a los que recurrir en tiempos de sequía.

¿Cuál es su motivación para ayunar?

Nos gustaría decir de entrada que desarrollar este hábito puede ser difícil.

Muchas personas quieren intentarlo, pero tienen problemas para establecer un nuevo horario. Si desea cosechar las recompensas del ayuno intermitente, puede sobresalir y encontrar una tarea muy sencilla.

Sin embargo, debe estar seguro del PORQUÉ.

- ¿Qué le motiva a hacerlo?

- ¿Si quieres bajar de peso?

- ¿Quieres tener más energía y estar menos cansado durante el día?

- ¿Qué le lleva a hacer lo que hace?

Es mejor escribirla y colocarla en algún lugar que vayas a utilizar a menudo, como tu lugar de trabajo.

Cambiar sus hábitos alimentarios puede ser difícil, sobre todo si está acostumbrado a un apetito voraz. Sin embargo, es probable, y una vez introducido, puedes encontrar la diferencia. El ayuno 16:8, que implica 16 horas sin consumir y una ventana de alimentación de 8 horas, es el más común. Hemos descubierto algunos trucos que pueden ayudarte a superar las 16 horas de ayuno con una pérdida de energía y hambre mínimas.

El cuerpo humano es un mecanismo de supervivencia que aguanta días sin comer hasta sufrir anorexia.

El ayuno intermitente puede plantearse de diversas maneras:

Podrías comer a mediodía y cenar a las 20 horas. Esta es la edición más utilizada.

Otras personas lo hacen desde las 7 de la mañana hasta las 3 de la tarde; no consumen nada hasta que se acuestan.

La primera opción es más preferible. Todo depende de usted.

Los siguientes cinco trucos están orientados a la variante de empezar a comer por la tarde. Empieza despacio.

No es necesario que te des de bruces con él de inmediato. No hay necesidad de apresurarse.

El SI no es tan sencillo como parece, y nada útil resulta fácil.

Lleva tiempo acostumbrarse, como cualquier otro hábito. Deje que el cuerpo se adapte al último periodo de alimentación durante al menos 20 - 30 días.

Si usted es una persona disciplinada que busca una nueva tarea, comenzar el ayuno 16:8 de inmediato puede ser una buena idea. Sin embargo, para la gran mayoría de las personas, es preferible empezar poco a poco.

En primer lugar, hay que considerar un ayuno de 12 horas, sobre todo si estás acostumbrado a comer desde que te levantas hasta que te acuestas. Al principio, hay muchas posibilidades de que sientas hambre y vuelvas a tus antiguos hábitos.

Aumente lenta pero constantemente el tiempo de ayuno, una hora cada vez, hasta llegar a las 16 horas.

Cuando hayas pasado 16 horas sin comer, date un capricho con alguna de tus comidas más deliciosas. Después, sigue con ello durante al menos 3 o 4 semanas, ya que será más difícil volver a los viejos hábitos.

En un par de días, encontrará cambios en la apariencia, la percepción de la ansiedad, la tranquilidad, un apetito menos voraz y unos cuantos kilos perdidos en la báscula.

- **Una taza de café negro**

El café tiene el potencial de ser una herramienta poderosa. No tiene calorías y le ayudará en su viaje de FI si lo consume sin leche ni azúcar. Los científicos han descubierto que beber café de primera calidad negro y sin ningún tipo de producto químico tiene efectos quema grasas. La cafeína alerta al cerebro de que está completo. A menudo se prescribe durante las dietas de adelgazamiento con este fin. Si quieres ayudar a tu ayuno intermitente, toma de 2 a 3 tazas de café. La primera por la mañana, seguida de la segunda y la tercera a media mañana.

El té puede sustituirse si no se puede tomar sin leche. Tiene un impacto similar al del café pero sin calorías.

- **Asegúrese de consumir mucha agua**

Esta es una de las formas más efectivas de mantener el ritmo del ayuno.

Beber muchos vasos de agua antes de la primera comida del día hace que se acumule peso en las paredes del estómago, lo que indica saturación.

Y si no estás haciendo ayuno intermitente, puedes beber un gran vaso de agua a primera hora de la mañana. Al no consumir durante 8 horas y sudar al máximo, el cuerpo es 70% agua y necesita hidratación.

- **Alimentos ricos en proteínas**

Los alimentos con un gran contenido de carbohidratos pronto le harán volver a tener hambre.

Como el pico de insulina puede bajar más rápido si hay menos proteínas en una comida, es más probable que se produzcan ataques de hambre voraz.

Las proteínas se encargan de saturar el cuerpo, construir el sistema muscular y mantener un sistema inmunitario sano. Cuando realice un ayuno de 16 horas, intente mantenerse alejado de los alimentos ricos en carbohidratos y azúcares en la medida de lo posible. En su lugar, consuma una tonelada de comidas ricas en proteínas, que pueden hacerle sentir menos hambre y ofrecerle más resistencia.

- **Aceite de oliva**

Nunca debes descuidar su importancia, y debes tener las grasas correctas en tu dieta si quieres perder peso.

Desempeñan un papel importante en la producción de hormonas y en el bienestar general.

Las personas que no consumen muchos alimentos nutritivos ricos en grasas, como el aceite de linaza y de oliva, el marisco, los frutos secos, etc., son más propensas a tener problemas hormonales y corren un mayor riesgo de desarrollar diversas enfermedades.

El aceite de oliva es conocido por tener una variedad de beneficios para la salud, incluyendo la reducción de los niveles de azúcar en la sangre.

Puedes tener menos hambre por la mañana si consumes de 20 a 30 ml. Puedes rociarlo sobre tus comidas, ensaladas o incluso consumirlo con una cuchara.

El ayuno ha sido muy común en los últimos años, y sus beneficios para la salud están muy infravalorados.

Es irónico que, durante la mayor parte de su vida, el cuerpo humano estuviera acostumbrado a ayunar todo el tiempo. El nuevo sector de la alimentación pretende decirnos lo contrario para aumentar los ingresos de la venta al por menor.

Las grandes empresas alimentarias, como Nestlé, quieren que consumamos la mayor cantidad posible cada día durante el mayor tiempo posible.

El desayuno es la comida esencial del día, y se utilizan frases similares para persuadirnos de que comer alimentos después de levantarse es esencial

No estamos aquí para juzgar el desayuno ni ninguna otra comida, y somos conscientes de que las investigaciones han demostrado que tomar un desayuno equilibrado y nutritivo te ayudará a empezar bien el día.

Pero no es el caso de todos los días.

Hay ocasiones en las que el ayuno es imprescindible.

Hay que tener en cuenta que la ruptura del ayuno se refiere al acto de romper el ayuno.

Nuestros antepasados de la edad de piedra no desayunaban y parecían sobrevivir muy bien. Desde entonces, nuestros procesos digestivos tampoco han cambiado. Sólo hemos evolucionado a un entorno en el que la comida es accesible las 24 horas del día, los siete días de la semana. Independientemente de si decide deshacerse de unos cuantos kilos o si está dispuesto a asumir la tarea de cambiar de rutina, debería recomendar probar el ayuno con los consejos de este libro.

# Capítulo 4: Los tres programas de ayuno intermitente

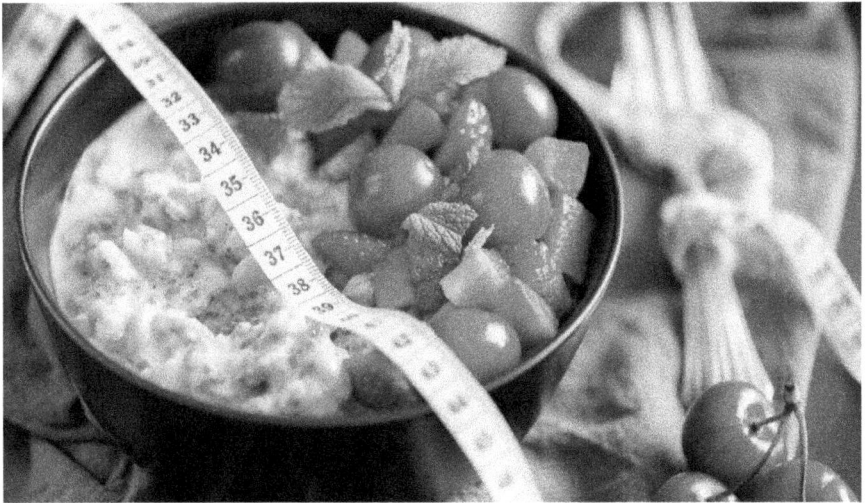

El ayuno intermitente ha sido un movimiento de salud común en los últimos años. Se dice que ayuda a la gente a perder peso, a mejorar su estado metabólico y quizás incluso a vivir más tiempo.

Esta tendencia alimentaria puede abordarse de diversas maneras.

Cualquier estrategia tiene el potencial de ser exitosa, pero determinar cuál funciona mejor para usted es una decisión personal.

El ayuno intermitente puede realizarse de seis formas diferentes.

## 4.1 El método 16/8

| | DAY 1 | DAY 2 | DAY 3 | DAY 4 | DAY 5 | DAY 6 | DAY 7 |
|---|---|---|---|---|---|---|---|
| **THE 16/8 METHOD** | | | | | | | |
| Midnight / 4 AM / 8 AM | FAST | FAST | FAST | FAST | FAST | FAST | FAST |
| 12 PM | First meal | First meal | First meal | First meal | First meal | First meal | First meal |
| 4 PM | Last meal by 8pm | Last meal by 8pm | Last meal by 8pm | Last meal by 8pm | Last meal by 8pm | Last meal by 8pm | Last meal by 8pm |
| 8 PM / Midnight | FAST | FAST | FAST | FAST | FAST | FAST | FAST |

El proceso 16/8 implica ayunar de 14 a 16 horas al día y limitar la ventana de alimentación a 8 o 10 horas.

Puede consumir dos, tres o incluso cuatro comidas durante el tiempo de alimentación.

El gurú del fitness Martin Berkhan popularizó esta forma, que también es reconocida como el protocolo de ganancias magras.

Es tan sencillo como no consumir nada después de la cena y no desayunar para seguir este proceso de ayuno.

Si haces tu última comida a las 20:00 y no vuelves a comer antes del mediodía del día siguiente, habrás ayunado durante 16 horas.

A las mujeres se les suele aconsejar que ayunen sólo de 14 a 15 horas, ya que tienden a obtener buenos resultados con ayunos más cortos.

Este enfoque puede ser difícil de adaptar al principio para las personas que tienen hambre por la mañana y les gusta consumir el desayuno. Por el contrario, muchos de los que no desayunan se alimentan de esta manera de forma instintiva.

Durante el ayuno puede tomar café, agua y otras bebidas bajas en calorías, lo que le hará sentir menos hambre.

Es importante concentrarse en el consumo de alimentos nutritivos a lo largo de su ventana de alimentación. Si comes mucha comida rápida o consumes un número poco saludable de calorías, este enfoque no tendrá éxito.

**Resumen del enfoque 16/8:**

Los hombres ayunan 16 horas y las mujeres 14-15 horas al día. Limitarás tu alimentación a un lapso de ocho a diez horas al día, durante el cual harás dos comidas.

Se recomiendan tres o más comidas.

## 4.2 La dieta 5:2

**THE 5:2 DIET**

| DAY 1 | DAY 2 | DAY 3 | DAY 4 | DAY 5 | DAY 6 | DAY 7 |
|---|---|---|---|---|---|---|
| Eats normally | Women: 500 calories / Men: 600 calories | Eats normally | Eats normally | Women: 500 calories / Men: 600 calories | Eats normally | Eats normally |

La dieta 5:2 consiste en comer regularmente cinco días a la semana y limitar el consumo de calorías a 500 o 600 calorías los otros dos días.

Michael Mosley, un reportero británico, popularizó esta dieta, también conocida como dieta rápida.

En los días de ayuno, las mujeres deben consumir 500 cal, y los hombres 600 cal.

Puede, por ejemplo, comer regularmente todos los días excepto los jueves y los lunes. Consume dos comidas pequeñas de 250 cal cada una para las mujeres y 300 cal cada una para los hombres durante esos dos días.

No hay ensayos que evalúen la dieta 5:2 en sí misma, como señalan con razón los opositores, pero hay montones de estudios sobre las ventajas del ayuno intermitente.

**Resumen del enfoque de la dieta 5:2:**

La dieta consiste en consumir entre 500 y 600 calorías dos días a la semana

Los cinco días restantes suelen ser de descanso.

## 4.3 Comer, parar, comer

**EAT-STOP-EAT**

| DAY 1 | DAY 2 | DAY 3 | DAY 4 | DAY 5 | DAY 6 | DAY 7 |
|-------|-------|-------|-------|-------|-------|-------|
| Eats normally | 24-hour fast | Eats normally | Eats normally | 24-hour fast | Eats normally | Eats normally |

Una o dos veces por semana, Eat Stop Eat requiere un ayuno de 24 horas.

El especialista en fitness Brad Pilon popularizó esta forma, que es muy común desde hace unos años.

Esto lleva a un ayuno perfecto de 24 horas si se ayuna desde la cena de un día hasta la cena del día siguiente.

Has hecho un ayuno perfecto de 24 horas si terminas de cenar a las 19:00 del lunes y no vuelves a alimentarte antes de cenar a las 19:00 del martes. El resultado es el mismo si ayunas de comida a comida o de desayuno a desayuno.

Durante el ayuno, se toleran líquidos como el café, el agua y otras bebidas bajas en calorías, pero no los alimentos sólidos.

Debe hacer una dieta normal durante los ciclos de alimentación mientras intenta perder peso. En otras palabras, puedes consumir tanto como lo harías si no estuvieras en ayunas.

Un ayuno completo de 24 horas puede ser un reto para ciertas personas, lo cual es una posible desventaja de este enfoque. Sin embargo, no es necesario que lo hagas de inmediato. Es perfecto, para empezar, de 14 a 16 horas e ir subiendo.

**Resumen del enfoque Eat Stop Eat:**

Un programa de FI con 1 o 2 ayunos de 24 horas cada semana.

## 4.4 Ayuno en días alternos

**ALTERNATE-DAY FASTING**

| DAY 1 | DAY 2 | DAY 3 | DAY 4 | DAY 5 | DAY 6 | DAY 7 |
|---|---|---|---|---|---|---|
| Eats normally | 24-hour fast OR Eat only a few hundred calories | Eats normally | 24-hour fast OR Eat only a few hundred calories | Eats normally | 24-hour fast OR Eat only a few hundred calories | Eats normally |

Ayunas todos los días al practicar el ayuno de días alternos.

Este enfoque está disponible en una variedad de formas. Durante los días de ayuno, algunos de ellos hacen alrededor de 500 calorías.

Esta técnica se utilizó en varios de los ensayos de probeta que demostraron los efectos saludables del ayuno intermitente.

Un ayuno completo cualquier otro día puede parecer excesivo, por lo que no se sugiere para los principiantes.

Este enfoque puede hacer que te vayas a la cama con hambre numerosas veces a la semana, lo cual es desagradable y no es probable que sea sostenible a largo plazo.

**Resumen del enfoque del ayuno en días alternos:**

Te hace ayunar todos los días, ya sea no consumiendo nada o comiendo sólo un par de cientos de calorías al día.

## 4.5 La dieta del guerrero

| | DAY 1 | DAY 2 | DAY 3 | DAY 4 | DAY 5 | DAY 6 | DAY 7 |
|---|---|---|---|---|---|---|---|
| **THE WARRIOR DIET** | | | | | | | |
| Midnight | | | | | | | |
| 4 AM | Eating only small amounts of vegetables and fruits | Eating only small amounts of vegetables and fruits | Eating only small amounts of vegetables and fruits | Eating only small amounts of vegetables and fruits | Eating only small amounts of vegetables and fruits | Eating only small amounts of vegetables and fruits | Eating only small amounts of vegetables and fruits |
| 8 AM | | | | | | | |
| 12 PM | | | | | | | |
| 4 PM | Large meal | Large meal | Large meal | Large meal | Large meal | Large meal | Large meal |
| 8 PM | | | | | | | |
| Midnight | | | | | | | |

Ori Hofmekler popularizó la Dieta del Guerrero.

En esta dieta, sólo se consumen verduras y frutas en el almuerzo y la cena.

Todo lo que tiene que hacer es ayunar todo el día y alimentarse dentro de un horario de cuatro horas.

La Dieta del Guerrero fue una de las primeras dietas de FI que tuvo éxito.

Este estilo de vida tiene muchos de los mismos principios que la dieta paleo: principalmente ingredientes enteros y no procesados.

**Resumen del enfoque de la dieta del guerrero:**

La Dieta del Guerrero recomienda consumir pocas y pequeñas porciones de frutas y verduras al día y luego una gran comida cada noche.

# 4.6 Omisión espontánea de comidas

## SPONTANEOUS MEAL SKIPPING

| DAY 1 | DAY 2 | DAY 3 | DAY 4 | DAY 5 | DAY 6 | DAY 7 |
|-------|-------|-------|-------|-------|-------|-------|
| Breakfast | Skipped Meal | Breakfast | Breakfast | Breakfast | Breakfast | Breakfast |
| Lunch | Lunch | Lunch | Lunch | Lunch | Lunch | Lunch |
| Dinner | Dinner | Dinner | Dinner | Skipped Meal | Dinner | Dinner |

No es necesario seguir un régimen formal de ayuno intermitente para disfrutar de cualquiera de las recompensas. Además, se puede optar por pasar uno o dos días sin comer, como cuando se está ocupado y no se quiere alimentar.

La idea de que la gente debe alimentarse cada pocas horas para evitar entrar en modo de hambre o perder músculo no tiene mucha validez. se puede pasar mucho tiempo sin comer sin que el cuerpo lo pase mal

Si no tienes mucha hambre ese día, desayuna bien pero come y cena poco. Si vas a estar fuera y no tienes algo que te guste consumir, haz una comida pequeña o no.

Se trata esencialmente de un ayuno intermitente, tanto si se omite una como dos comidas.

Asegúrese de consumir alimentos nutritivos en otras ocasiones al día.

## Resumen del enfoque de la omisión espontánea de comidas:

Una alternativa al método tradicional de ayuno intermitente es omitir una o dos comidas cuando no se tiene hambre o no se tiene la oportunidad.

## Por favor, tenga en cuenta

Aunque el ayuno intermitente puede ser una herramienta eficaz para la pérdida de peso, algunas personas piensan que no es eficaz para las mujeres. Los individuos que tienen o están predispuestos a los trastornos alimentarios deben evitarlos.

Es posible que desee darle una oportunidad, por lo que elegir su dieta con cuidado. Usted no puede permitirse el lujo de consumir alimentos poco saludables, mientras que en los tiempos que está consumiendo, y esperar a obtener resultados saludables.

# Capítulo 5: Cómo desarrollar un programa de ayuno adecuado

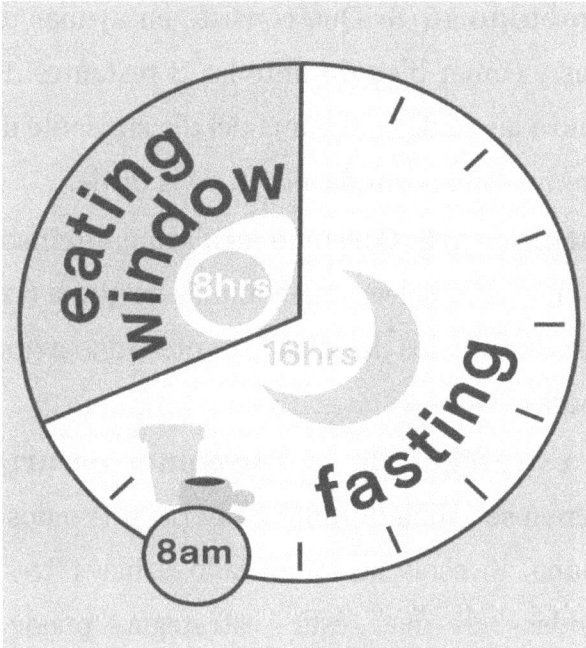

## 5.1 La forma más sencilla de comenzar el ayuno intermitente

La forma más fácil de comenzar el ayuno intermitente con el pie derecho y evitar errores es enfatizar el valor de consumir alimentos enteros y limpios cuando se está ayunando.

Pero primero, echemos un vistazo a las diferentes formas de ayuno para que pueda averiguar cuál es la más adecuada para usted. Esto es crucial, como ya sabe. Elija la estrategia que crea que le dará los mejores resultados y empiece. Ambas opciones son viables, dependiendo del estilo de vida y de los objetivos finales. Empecemos:

- **El método 16/8:** Que consiste en ayunar durante 16 horas y comer bien durante las 8 restantes. Romper el ayuno a las 12 de la mañana del día siguiente después de hacer la última comida a las 8 de la tarde.

- **La técnica 5/2:** Consume regularmente cinco días de la semana y sólo selecciona comidas de 500 a 600 calorías al día durante los dos días restantes (250 a 300 cal cada comida).

- **La estrategia de parar-comer-parar:** En este régimen se ayuna durante 24 horas una o dos veces por semana. Si estás acostumbrado a hacer tres o cuatro comidas al día, esta estrategia puede resultar desalentadora al principio.

- **El método de días alternos:** La regla de este método es alimentarse cada dos días. Lo normal es consumir 500 cal en los días de ayuno y consumir lo que quieras en los días sin ayuno.

- **El proceso de saltarse comidas al azar:** Este método de AI implica saltarse las comidas cuando sea necesario. Usted ganará de él incluso si no es un sistema regimentado.

## 5.2 Beneficios del ayuno intermitente

Es importante tener en cuenta el impacto de una dieta de ayuno en su cuerpo para mantenerse a bordo y lograr sus objetivos. Saber qué esperar te ayudará a mantener la motivación mientras te adaptas a la FI.

- Al no comer para aumentar los niveles de glucosa en sangre, el ayuno intermitente reduce los niveles de insulina. Como resultado, el cuerpo extrae la nutrición de las reservas de grasa.
- La mejora del suministro de sangre al cerebro aumenta la agudeza neurológica y emocional.
- Los niveles de energía aumentarían.
- Los niveles de la hormona del crecimiento humano aumentan, lo que tiene un impacto beneficioso en el crecimiento de la masa muscular y la densidad ósea.
- A medida que las células envejecidas mueren, son fijadas y sustituidas.
- Los riñones ayudan a reducir la presión arterial eliminando el exceso de sal y agua. Esto ayuda además a reducir la inflamación dentro del cuerpo.

- La cantidad de colesterol malo (LDL) disminuye, mientras que la cantidad de colesterol bueno (HDL) aumenta.

## 5.3 Si los errores y las formas de evitarlos

- **Bajar rápidamente con el ayuno intermitente**

Uno de los mayores errores que puede cometer es empezar tan rápido. Si se lanza a los AI sin haberla iniciado con calma, estará abocado al fracaso. Puede ser difícil la transición de consumir tres comidas normales o seis comidas pequeñas al día a consumir en un plazo de cuatro horas, por ejemplo.

En su lugar, introduzca eventualmente el ayuno. Si opta por el proceso 16/8, aumente gradualmente el periodo entre comidas para poder funcionar sin problemas en 12 horas. Luego, para reducir la ventana a 8 horas, añada unos minutos al día antes de llegar a ese tiempo.

- **Elegir el plan de ayuno intermitente equivocado**

Ha comprado alimentos integrales como pescado y aves de corral, frutas y verduras, y complementos nutritivos como legumbres y quinoa, y está dispuesto a realizar el ayuno intermitente para perder peso. El problema es que no has seleccionado la estrategia de FI que asegurará tu rendimiento. Si va al gimnasio seis días a la semana, el ayuno absoluto en dos de esos días puede no ser la mejor opción para usted.

En lugar de lanzarse a una estrategia sin preocuparse por ella, examine su estilo de vida y elija el plan que mejor se adapte a su rutina y sus comportamientos.

- **Comer en exceso en la ventana de ayuno**

La reducción del tiempo de consumo requiere ingerir menos calorías, que es una de las razones por las que las personas desean realizar el ayuno intermitente. Por otro lado, algunos individuos pueden consumir su número habitual de calorías durante la ventana de ayuno. Es posible que no pierdan peso como resultado de esto.

No consuma la ingesta diaria de calorías de 2000 cal en la ranura. En su lugar, apunte a una ingesta calórica de 1200 - 1500 cal durante el tiempo en que rompa el ayuno. Si ayuna durante cuatro, seis u ocho horas, el número de comidas que consuma puede estar determinado por la duración de la ventana de ayuno. Si te encuentras en un estado de inanición y necesitas alimentarte, replantea la dieta que quieres seguir, o tómate un día de descanso del SI para concentrarte, y luego vuelve a la carga.

- **En la ventana del ayuno, comer los alimentos equivocados**

Comer en exceso va de la mano con el error del ayuno intermitente de consumir las cosas equivocadas. No te sentirás bien si tienes un tiempo de ayuno de seis horas y lo llenas de alimentos procesados, salados o azucarados.

Los pilares de tu dieta pasan a ser las carnes magras, las grasas buenas, las almendras, las legumbres, los cereales no procesados y las verduras y frutas sanas. Además, mientras no estés en ayunas, ten en cuenta algunas ideas de alimentos saludables:

En lugar de comer en un bar, cocina y come en casa.

Lee las etiquetas de las dietas y entérate de los aditivos, como el jarabe de maíz de alta fructosa y el aceite de palma refinado, que no están permitidos.

Vigile los azúcares ocultos y restrinja el consumo de sodio.

En lugar de ingredientes refinados, prepara alimentos integrales.

La fibra, los carbohidratos y las grasas equilibradas, y las proteínas magras pueden estar presentes en su plato.

- **Limitación de calorías en la ventana de ayuno**

Y, existe un fenómeno como la restricción calórica que es excesiva. No es seguro comer menos de 1200 cal durante su ventana de ayuno. No sólo eso, sino que tiene el potencial de ralentizar tu tasa metabólica. Si retrasas tu metabolismo tanto tiempo, empezarás a perder masa muscular en lugar de ganarla.

Para dejar de cometer este error, planifica las comidas de la semana en el fin de semana. Tendrás al alcance de la mano comidas equilibradas y nutritivas en un abrir y cerrar de ojos. Cuando llegue la hora de comer, podrás elegir entre varias opciones buenas, sabrosas y equilibradas en calorías.

- **Romper el ayuno intermitente sin darse cuenta**

Es necesario ser consciente de los rompedores secretos del ayuno. ¿Te has dado cuenta de que incluso el sabor del azúcar hace que el cerebro libere insulina? Esto desencadena la liberación de insulina, rompiendo esencialmente el subidón. Aquí hay algunos alimentos, suplementos y artículos inesperados que pueden interrumpir un ayuno y desencadenar una respuesta de insulina:

1. Suplementos que contienen pectina y malto dextrina, así como otros aditivos
2. El azúcar y la grasa se utilizan en suplementos como las vitaminas en forma de ositos de goma.
3. Usar enjuague bucal y pasta de dientes con xilitol como edulcorante
4. El azúcar puede utilizarse en el envoltorio de analgésicos como Advil.

Romper el ayuno es un error común del ayuno intermitente. Cuando no te alimentes, límpiate los dientes con una mezcla de bicarbonato y agua, y revisa bien las etiquetas antes de consumir suplementos y vitaminas.

- **Beber poco durante el ayuno intermitente**

La AI necesita que te mantengas hidratado. Ten en cuenta que el cuerpo no absorbe el agua que normalmente se absorbe con los alimentos. Por ello, si no tienes paciencia, los efectos secundarios pueden desconcertarte. Si te animas a deshidratarte, puedes experimentar náuseas, calambres musculares y hambre extrema.

Incluya también lo siguiente en el día para prevenir este error y así evitar signos desagradables como calambres y dolores de cabeza:

1. agua
2. 2 cucharadas de vinagre de sidra de manzana y agua (esto podría incluso frenar su hambre)
3. una taza de café negro
4. Té verde, té negro, té de hierbas, té oolong

- **Cuando se hace ayuno intermitente, la gente no hace realmente ejercicio**

Algunas personas asumen que no pueden hacer ejercicio durante un tiempo de AI cuando es la circunstancia perfecta.

Hacer ejercicio te hace quemar la grasa que se ha acumulado en tu cuerpo. Además, cuando se hace ejercicio, los niveles de la hormona del crecimiento humano se elevan, ayudando al crecimiento muscular. No obstante, hay que seguir ciertas pautas para sacar el máximo partido a los entrenamientos.

Tenga en cuenta los siguientes puntos para obtener los máximos resultados de sus esfuerzos:

1. Haga coincidir sus entrenamientos con las horas de las comidas y consuma carbohidratos y proteínas nutritivas sólo en los treinta minutos siguientes a la finalización del entrenamiento.

2. Si el entrenamiento es extenuante, asegúrate de alimentarte antes para reponer las reservas de glucógeno.

3. Centra el entrenamiento en el método de ayuno; si estás ayunando durante 24 horas, no hagas algo extenuante todos los días.

4. Durante el vencejo, y especialmente durante el ejercicio, manténgase hidratado.

5. Presta atención a las señales del cuerpo; si empiezas a sentirte cansado o mareado, descansa o deja de hacer ejercicio.

- **Ser tan duro con uno mismo mientras se hace ayuno intermitente si se resbala**

Un error no significa perder. Habrá días en los que la dieta de FI sea especialmente difícil y crea que no va a ser capaz de mantener el ritmo. Es perfectamente aceptable tomarse un descanso si es necesario. Reserve un día para volver a concentrarse. Sigue el plan de alimentación equilibrado, pero date un capricho, como un increíble batido de proteínas o un plato de nutritivo brócoli con carne al día siguiente.

No caiga en el pozo de hacer que el ayuno intermitente se apodere de toda su vida. Considérelo una parte de su buena rutina, pero no se olvide de cuidarse de otras maneras. Disfruta de un libro, lee, haz algo de ejercicio, pasa más tiempo con tus compañeros y vive de la forma más saludable posible. Es sólo parte del proceso de ser la versión más fuerte de ti mismo.

# Capítulo 6: Cómo hacer ejercicio con seguridad durante el ayuno intermitente

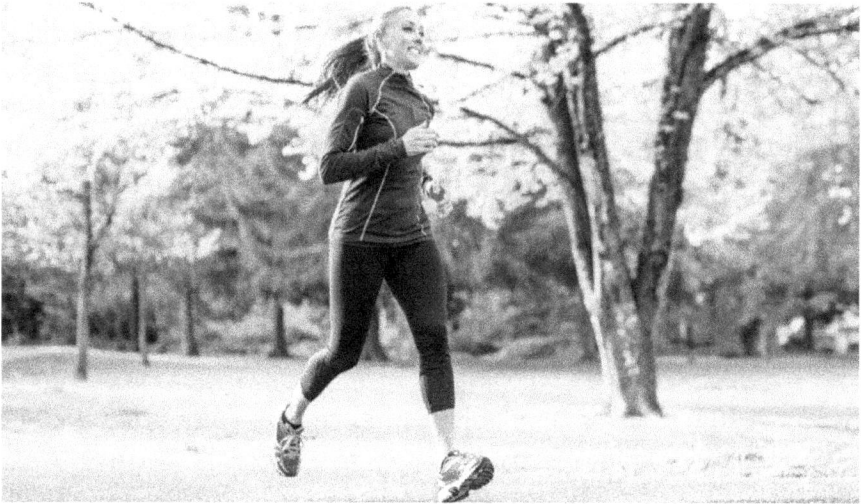

## 6.1 Beneficios y riesgos de hacer ejercicio en ayunas

Tanto si eres nuevo en el ayuno intermitente como si ayunas por alguna causa y quieres seguir haciendo ejercicio, hay algunos pros y contras que debes tener en cuenta cuando decidas hacer ejercicio en ayunas.

Según algunos estudios, el ejercicio en ayunas modifica la bioquímica y el metabolismo muscular, que están relacionados con la sensibilidad a la insulina y el control del nivel de azúcar en sangre.

Se ha demostrado que comer y hacer ejercicio justo después, hasta la digestión o la absorción, es beneficioso. Esto es especialmente significativo para las personas que tienen diabetes de tipo 2 o sufren el síndrome metabólico.

Según Chelsea Amengual, una de las ventajas del ayuno es que tus carbohidratos acumulados, identificados como glucógeno, se agotan más definitivamente, lo que significa que quemarás más grasa para alimentar tu ejercicio.

¿Le parece atractiva la perspectiva de quemar más grasa? La moda del cardio en ayunas tiene un inconveniente que debe conocer antes de subirse al carro.

Según Amengual, es probable que si se entrena en ayunas, el cuerpo empiece a descomponer el músculo y a utilizar las proteínas como alimento. "Y, además, es más probable que te topes con un muro", continúa, "lo que te asegura que tendrás menos resistencia y no podrás entrenar tanto ni hacerlo tan bien".

El ejercicio AI y a largo plazo no es adecuado. "El cuerpo se reduce a sí mismo de calorías y energía, lo que puede hacer que el metabolismo se ralentice", continúa.

**¿Debe hacer ejercicio en ayunas?**

- Podrá quemar más grasa.

- Si se ayuna durante un periodo de tiempo prolongado, el metabolismo puede ralentizarse.
- Es posible que no seas capaz de ofrecer el mejor esfuerzo durante los entrenamientos.
- Puedes perder masa muscular o simplemente ser capaz de conservar la masa muscular en lugar de desarrollarla.

## 6.2 Conseguir una buena sesión de entrenamiento en ayunas

Si decide seguir el ayuno intermitente sin dejar de hacer ejercicio, hay algunas cosas que puede hacer para que su entrenamiento sea más exitoso.

- **Considere el ritmo**

Cuando se trata de conseguir que el entrenamiento sea más exitoso cuando se está en ayunas, hay tres cosas que hay que tener en cuenta: si se puede hacer ejercicio antes, después o tras la ventana de alimentación.

El protocolo 16:8 es una forma común de FI. La idea consiste en comer de todo durante un periodo de 8 horas de alimentación antes de ayunar durante 16 horas.

"Hacer ejercicio antes de la ventana es lo mejor para alguien que se desenvuelve bien durante un entrenamiento con el estómago vacío, y hacer ejercicio durante la ventana es bueno para alguien que no quiere hacer ejercicio con el estómago vacío pero necesita aprovechar la nutrición post-entrenamiento", dice. Durante es la opción más segura para el éxito y la regeneración, según Shuff.

Continúa: "Después de la ventana es para aquellos que quieren hacer ejercicio después de alimentarse pero no tienen tiempo para hacerlo durante la ventana de alimentación".

- **Decida el tipo de ejercicio que puede realizar en función de sus macros**

Lynda Lippin, entrenadora de fitness licenciada, dice que es esencial prestar atención a los macronutrientes que consumes el día antes y después de tu entrenamiento.

Los ejercicios de fuerza, por ejemplo, requieren más carbohidratos el día del ejercicio, mientras que los entrenamientos de cardio/intervalo de alta intensidad pueden realizarse en un día con menos carbohidratos, describe.

- **Para desarrollar o mantener la fuerza, coma los alimentos adecuados durante el ejercicio**

Según el Dr. Niket Son pal, la forma más fácil de combinar la AI y el fitness es programar tus ejercicios durante tus ciclos de alimentación para que tus niveles de nutrición sean máximos.

"También es esencial que el cuerpo tenga proteínas después de un ejercicio de levantamiento tan intenso para ayudar a la regeneración", continúa.

Amengual recomienda ingerir carbohidratos y unos 20 g de proteínas en los treinta minutos posteriores al entrenamiento después de algún ejercicio de fuerza.

## 6.3 ¿Cómo hacer ejercicio cómodamente mientras se ayuna?

La eficacia de cualquier programa de reducción de peso o de acondicionamiento físico viene determinada por lo seguro que sea mantenerlo en el tiempo. Manténgase en la zona segura si su objetivo general es eliminar la grasa corporal y preservar su nivel de salud al hacer IF. Aquí hay algunas sugerencias profesionales para ayudarle a hacerlo.

- **Siga de cerca el ejercicio de intensidad leve a alta con una comida**

Es entonces cuando entra en acción el valor de la preparación de las comidas. Es crucial, según Khorana, comer antes de un ejercicio de baja o alta intensidad. Como consecuencia, el cuerpo puede disponer de algunas reservas de glucógeno de las que sacar provecho para potenciar su ejercicio.

- **Manténgase hidratado**

Es importante señalar que el ayuno no implica deshidratación, según Sonpal. En realidad, aconseja beber más agua durante el ayuno.

- **Mantener un equilibrio saludable de electrolitos**

El agua de coco, según Sonpal, es una fuente de hidratación saludable y baja en calorías. Afirma que repone los electrolitos, tiene un sabor agradable y es baja en calorías. Deja de consumir demasiado Gatorade o bebidas para deportistas, ya que son ricos en azúcar.

- **Mantener un nivel bajo de intensidad y duración**

Descansa si te sientes aturdido o mareado después de esforzarte tanto. Es importante prestar atención al cuerpo. Piensa en el tipo de ayuno que harás.

Si estás haciendo un ayuno esporádico de 24 horas, Lippin recomienda hacer ejercicios de baja intensidad como:

1. Jogging
2. Yoga para la relajación
3. El pilates es un entrenamiento suave

Sin embargo, dado que la mayor parte de la ventana de ayuno de 16 horas se pasa por la noche, durmiendo, y por la mañana temprano si se hace el ayuno 16:8, mantener una determinada forma de entrenamiento no es tan esencial.

## 6.4 Prestar atención al cuerpo

Al hacer ejercicio durante el ayuno intermitente, lo esencial es recordar que hay que escuchar al cuerpo.

"Si tiendes a sentirte cansado o mareado, es probable que tengas un nivel bajo de azúcar en sangre o estés deshidratado", dice Amengual. Si ese es el caso, recomienda empezar con una bebida de carbohidratos y electrolitos y luego comer un almuerzo bien equilibrado.

Aunque el ejercicio y la FI pueden ser beneficiosos para ciertas personas, otras pueden sentirse incómodas haciendo ejercicio mientras ayunan.

Antes de comenzar cualquier dieta o régimen de ejercicio físico, consulte al médico o profesional de la salud.

## 6.5 ¿Es posible perder peso más rápido si se hace ejercicio con el estómago vacío?

¿Le han aconsejado alguna vez que haga ejercicio con el estómago vacío? El cardio en ayunas, o cardio realizado antes o después de comer, es un tema común en la comunidad de la salud y la dieta.

Hay partidarios y detractores, como ocurre con muchos fenómenos del bienestar.

Algunas personas lo consideran una forma rápida y fácil de perder peso, mientras que otras piensan que es una pérdida de tiempo y esfuerzo.

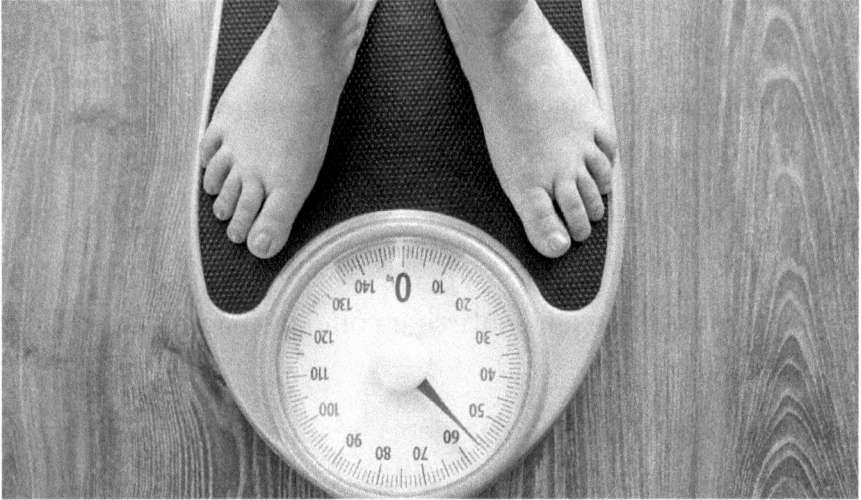

El cardio en ayunas no suele indicar que se esté llevando a cabo un programa de ayuno intermitente. Puede ser tan fácil como salir a correr a primera hora de la mañana y luego desayunar. Tres expertos en salud y alimentación abordaron las ventajas y los inconvenientes del cardio en ayunas. Esto es lo que tienen que sugerir al respecto.

- **Inténtalo:** Es posible que puedas quemar más grasa si haces algo de cardio en ayunas.

En los círculos de pérdida de peso y ejercicio, es muy popular utilizar la cinta de correr o la bicicleta vertical para una sesión de entrenamiento antes de comer.

La perspectiva de perder más grasa suele ser la principal motivación. Pero, ¿cómo funciona en la práctica?

Emmie Satrazemis, nutricionista deportiva licenciada, dice: "No tener calorías extra o alimentos a mano, ya sea de una comida reciente o de un aperitivo antes del entrenamiento, empuja al cuerpo a centrarse en el combustible almacenado, que tiende a ser glucógeno y grasa almacenada."

El ejercicio por la mañana después de haber dormido entre 8 y 12 horas, según una fuente acreditada, le ayudará a quemar hasta un 20 por ciento más de grasa. Sin embargo, algunos estudios indican que tiene poco efecto en la pérdida total de grasa.

- **Sáltatelo:** Si buscas ganar masa muscular, consumir antes de un ejercicio de cardio es necesario.

Sin embargo, hay que distinguir entre ganar masa muscular y mantenerla.

"Siempre que se consuman suficientes proteínas y se utilicen los músculos, se demuestra que la masa muscular se mantiene muy bien, incluso en un déficit de calorías", explica Satrazemis.

Esto se debe a que los aminoácidos no son tan ideales como los hidratos de carbono y las grasas almacenadas mientras el cuerpo busca comida. Satrazemis, por otro lado, afirma que el suministro de energía instantánea es mínimo y que hacer ejercicio demasiado duro durante mucho tiempo cuando se está en ayunas puede hacer que te quedes sin energía o que empieces a romper más músculo.

También afirma que comer después de un entrenamiento te ayuda a regenerar estas reservas y a curar el daño muscular que se produjo durante el entrenamiento.

- **Darle una oportunidad:** Te encanta la forma en que el cardio en ayunas ayuda a tu cuerpo a sonar.

Esta explicación puede parecer evidente, pero no es raro preguntarse por qué hacemos las cosas, aunque nos hagan felices. Por ello, Satrazemis cree que la elección de hacer cardio en ayunas es personal. "A algunas personas les gusta hacer ejercicio con el estómago vacío, mientras que a otras les va mejor mientras comen", explica.

- **No lo hagas:** Las actividades que exigen mucha fuerza y ritmo pueden realizarse con comida en el estómago.

Según David Chesworth, un entrenador de fitness con licencia del ACSM, si tienes intención de hacer un ejercicio que requiera mucha fuerza o ritmo, puedes comer antes de hacer ciertos ejercicios.

Explica por qué la glucosa es el mejor combustible para las operaciones de fuerza y ritmo, ya que es el tipo de energía más rápido. "La fisiología no suele proporcionar las herramientas óptimas para esta forma de entrenamiento en estado de ayuno", añade Chesworth. En consecuencia, si se quiere conseguir rapidez y fuerza, recomienda entrenar una vez que se haya comido.

- **Inténtalo:** Si tienes problemas gastrointestinales, el cardio en ayunas puede ser beneficioso.

Si comes una comida o incluso un tentempié antes de realizar el ejercicio, puedes sentir náuseas a lo largo del entrenamiento. "Esto es especialmente válido por la mañana, así como con los alimentos ricos en fibra y en grasa", dice Satrazemis.

Si no puedes permitirte una comida más abundante o no tienes al menos dos días para procesarla, lo mejor es que comas cualquier cosa con un aporte energético sencillo o que hagas ejercicio en ayunas.

- **No lo hagas:** Tienes un problema médico.

Debes estar en una forma excelente para hacer cardio en ayunas. También hay que tener en cuenta problemas de salud como la presión arterial baja o el bajo nivel de azúcar en sangre, que pueden inducir mareos y poner en riesgo de lesiones, según Satrazemis.

## 6.6 Consejos para realizar cardio en ayunas

Si quieres intentar hacer cardio en ayunas, ten en cuenta las siguientes pautas para garantizar tu seguridad:

- No haga ejercicio durante más de 60 minutos sin consumir.

- Elija ejercicios de intensidad leve a baja.

- Beber agua es una parte del cardio en ayunas, así que manténgase hidratado.

- Recuerde que su estilo de vida en general, especialmente su dieta, tiene un mayor impacto en su pérdida o aumento de peso que la frecuencia de sus entrenamientos.

- Preste atención a la salud y haga lo que le parezca correcto. Si no estás seguro de si puedes o no realizar cardio en ayunas, pide consejo a un nutricionista, entrenador personal o médico con licencia.

## 6.7 Tipos de AI que son mejores para las mujeres

No existe una solución única para las dietas. Esto también es válido para el ayuno prolongado.

Las mujeres pueden, por término medio, adoptar un enfoque más tranquilo del ayuno que los hombres.

Acortar los tiempos de ayuno, reducir los días de ayuno y comer una cantidad limitada de calorías en los días de ayuno también son opciones posibles.

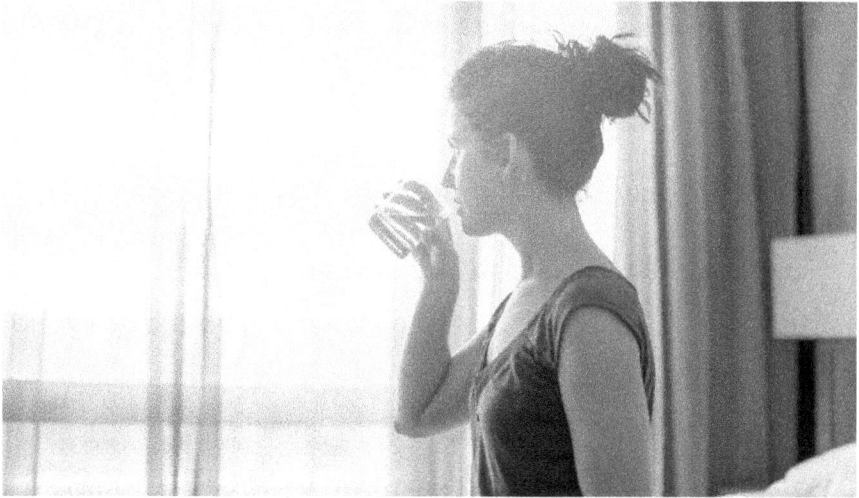

Aquí están algunas de las mejores opciones de ayuno intermitente para las mujeres:

- **Método Crescendo**

12-16 horas de ayuno dos veces por semana durante 2 o 3 días. Los días de ayuno no deben ser simultáneos y deben repartirse uniformemente a lo largo de la semana (lunes, miércoles y viernes).

- **El protocolo comer-parar-comer (también conocido como el protocolo de las 24 horas)**

Una o dos veces por semana, haz un ayuno completo de 24 horas (como máximo 2 veces por semana para las mujeres). Comienza con ayunos de 14 a 16 horas y ve subiendo.

- **Dieta 5:2 (también conocida como "la dieta rápida")**

Dos días a la semana, limite las calorías al 25% de su dieta habitual (aproximadamente 500 cal) y coma regularmente los otros cinco días. Los días de ayuno pueden estar separados por un día.

- **Actualización del ayuno de días alternos**

Los días alternos son de ayuno pero se consume regularmente en los días de no ayuno. En un día de ayuno, se requiere comer un 20-25 por ciento de la ingesta normal de calorías (aproximadamente 500 calorías).

- **El método 16/8 (también conocido como el "enfoque de las ganancias magras")**

Esto implica ayunar durante dieciséis horas al día y consumir todas las Cals en 8 horas. Las mujeres pueden empezar con ayunos de 14 horas y llegar a 16 horas.

También es necesario comer bien durante las horas de no ayuno, independientemente de la opción que haya elegido. No disfrutará de los mismos efectos de reducción de peso y de salud si consume una gran cantidad de artículos grasos y calóricos durante las horas de no ayuno.

A fin de cuentas, el enfoque correcto es algo que se puede manejar y mantener a lo largo del tiempo sin causar ningún efecto perjudicial para la salud.

# Conclusión

El ayuno intermitente es una forma de alimentación que cambia entre los tiempos de ayuno y los de comida. No te indica los alimentos que debes consumir, sino cuándo puedes comerlos.

De este modo, se define mejor como un estilo de alimentación que como una dieta en sentido común. El ayuno regular de 24 horas o los ayunos de 16 horas dos veces por semana son dos prácticas populares de ayuno intermitente.

El ayuno intermitente es uno de los fenómenos de salud y bienestar más influyentes del mundo en estos momentos. La gente lo utiliza para perder peso, fortalecer su bienestar y facilitar su vida. Las ventajas del ayuno intermitente para la salud se deben a la mejora de los niveles hormonales, la estructura celular y la expresión genética.

Los niveles de la hormona del crecimiento humano aumentan mientras que los niveles de insulina disminuyen a medida que se ayuna. Las células del cuerpo también alteran la expresión de los genes y activan procesos críticos de reparación celular. El ayuno intermitente ayuda a navegar por la empinada montaña rusa de la menopausia. Si siente agotamiento, tolerancia a la insulina o aumento de peso como consecuencia de la menopausia, tal vez quiera probarlo.

El ayuno intermitente funciona en todos los aspectos del cálculo de calorías. Aumenta la tasa metabólica (calorías gastadas), disminuyendo así la cantidad de alimentos que se consumen (reduce las calorías).

En las últimas décadas, la diabetes de tipo 2 se ha extendido enormemente. Los niveles elevados de azúcar en sangre en el sentido de la resistencia a la insulina son la característica más destacada.

Algo que disminuye la tolerancia a la insulina y protege contra la diabetes de tipo 2 puede ayudar a reducir los niveles de azúcar en sangre. Se ha comprobado que el ayuno intermitente tiene beneficios significativos para la tolerancia a la insulina y produce una disminución importante de los niveles de azúcar en sangre. Se ha demostrado que el ayuno intermitente reduce el azúcar en sangre en ayunas entre un 3 y un 6 por ciento y la insulina en ayunas entre un 20 y un 31 por ciento en ensayos con humanos.

El ayuno intermitente tiene varias ventajas para la salud, tanto para el cuerpo como para la mente. Le ayudará a perder peso al tiempo que reduce las posibilidades de desarrollar diabetes de tipo 2, insuficiencia cardíaca y cáncer. Incluso puede ayudarle a vivir una vida más larga.